AF311570

LETTRES

D'UN

CHIRURGIEN

A M.****, ARMATEUR,

AU SUJET

DU RÉGIME VÉGÉTAL,

PROPOSÉ POUR LES GENS DE MER,

Par M. POISSONNIER DES PERRIERES, Médecin.

Opinionum commenta delet dies,
Naturæ judicia confirmat. CIC.

A LONDRES.

M. DCC. LXXIII.

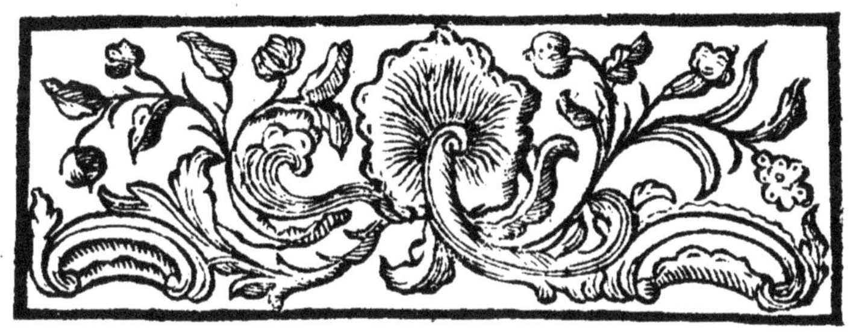

LETTRES

SUR

LE RÉGIME VÉGÉTAL,

Proposé pour les gens de mer.

LETTRE I.

MONSIEUR,

DÉpuis long-temps la conservation des marins fait l'objet important de l'étude & des refléxions de la Médecine des ports. Il est bien juste que cette classe d'hommes nécessaires à la patrie, victimes des travaux pénibles de la mer, fixe l'attention des gens de l'art, autant par reconnoissance que par le grand intérêt qu'ils prennent à l'humanité.

Les maux qui l'affligent sur l'océan ne sont par malheur, que trop nombreux & trop fréquens : c'est à la qualité des alimens souvent gâtés dont se nourrissent ces gens utiles à l'état, au défaut d'habillemens propres, commodes, & sur-tout à la privation d'un air pur, sec & tempéré que l'on en doit imputer la cause. Les diverses circonstances des temps & des lieux ont rendu cette vérité incontestable ; mais puisqu'il a été donné à une expérience sûre & répétée de faire connoître indubitablement la source cruelle des maux qui attaquent nos matelots, n'y a-t-il pas lieu d'espérer que le gouvernement travaillera bientôt, d'après quelques avis salutaires déja ouverts à ce sujet, à leur procurer les soulagemens qu'ils ont droit d'attendre de sa vigilance & de sa sagesse ?

De toutes les Maladies qui les affectent, la plus ordinaire & la plus fâcheuse, est sans contrédit le *Scorbut* ; c'est le tribut d'une longue navigation, de la misere, & principalement des croisieres froides & humides. On n'en peut connoître ni le danger, ni le remede, si l'on n'est d'abord instruit par l'observation de ses causes, de sa nature & de ses progrès. C'étoit donc à des Médecins & à des Chirurgiens navigateurs à nous tracer le plan de cette Maladie, à nous en marquer le caractere, les différens états, enfin à nous en indiquer le traitement ; & non pas à des gens sans expérience que l'esprit de systême égare, loin de conduire avec sûreté dans la marche délicate qui mene à la conservation des marins.

Avant tout, il est bon de vous faire connoître ici, M. dans une digression nécessaire, les auteurs célebres auxquels nous devons déférer toutes les connoissances acquises, tant sur les maladies des hommes de mer, que sur les remedes propres à les combattre. Les Boerhaave, les Mead, les Hux-ham, les Pringle, sont les observateurs aussi éclairés que dignes de foi, qui méritent à juste titre notre reconnoissance.

M. Lind, qui a écrit savamment du Scorbut, nous a donné toute sorte de connoissances sur le fléau de nos marins : nous lui devons celle de la principale cause de cette Maladie dans les qualités réunies de l'air froid & humide : il a mis cette vérité dans son plus beau jour. Cet auteur, à mon avis, est le plus instructif de tous ceux qui se sont escrimés dans ce champ vaste où il a presque tout moissonné. Ses démonstrations sont justes & ses relations fideles & intéressantes. Dans les différens symptômes du Scorbut qu'il décrit avec netteté, dans ses causes variées, & dans les remedes simples & naturels qu'il prend pour adapter à ses divers états, nous voyons en lui un exact, un fidele observateur. Il s'est concilié l'attachement de tous ceux qui veillent au bien-être des matelots ; il a le mien depuis long-temps.

Quant à M. Poissonnier des Perrieres, qui

a produit, à l'ufage des Chirurgiens de la Marine, un traité des Maladies des gens de mer, où il fe fignale par une nouvelle doctrine, il m'a trompé dès le Frontifpice de fon Ouvrage, par l'épigraphe préfomptueux, (*quod vidimus teftamur.*) Cette divife m'en ayant impofé d'abord, je m'empreffai d'acheter le livre... je l'ai lû ; mais je n'ai rencontré dans fon auteur que le Zoïle de M. Rouppe, & l'écho phifiologique de la principale caufe du Scorbut, judicieufement obfervée par M. Lind, qu'il a traveftie à fa guife.

La théorie univerfelle de M. P... D... eft l'hiftoire complette des météores & de leurs effets. Il a ce type d'une imagination finguliere, c'eft qu'il explique les caufes des Maladies en général par la phyfique du froid, de la pluie & des brouillards. (1) Ces trois agens toujours en perfpective à fon horifon intempéré, ne préfentent-ils pas l'idée d'un homme pénétré des brumes du banc de Terre Neuve ? Il les a vu fouvent fans doute : auffi en détaille-t-il ennuyeufement les trop nombreux effets.

______

(1) Perfonne n'ignore que les corps des animaux font des efpeces d'hygromètres vivans, fur lefquels les qualités de l'air influent beaucoup; mais M. P... D.. en femblant ne s'être attaché qu'à cette caufe des Maladies, a trop négligé le concours des *autres caufes non naturelles.*

D'après cette théorie vous concevrez aifément, M. qu'il m'a fuffit de parcourir une feule fois cette monotonie des caufes maladives
par les exhalaifons, pour m'en former une marche de raifonnemens à l'avenir : cela eft fi vrai,
c'eft que je n'éprouve pas plus de difficulté à
difcourir actuellement de la caufe univerfelle
de toutes les Maladies par l'action de l'élé-
ment humide, que de l'expliquer fuivant le fyftéme d'un Médecin Anglois, par la préfence de
petits vers dont fourmilloit fon imagination,
dans tous les objets qu'il traitoit. Ayant donc
cherché à me défaire de cette phyfique nouvelle, j'ai trouvé à la brocanter heureufement
à 400 pour 100 de bénéfice, contre le livre
de M. Rouppe : *de morbis navigantium.*

Ce dernier auteur fe lit en latin : il montre non-feulement une expérience éclairée,
mais encore des chofes neuves qu'on lui reconnoît
dans le livre de M. P... D... quoique cachées
fous les dehors trompeurs d'un coloris étran-
ger. M. Rouppe auroit - il été copié ? Il y
a grande apparence : mais M. P... D...
eft fon cenfeur févere, dira-t-on ? Je l'accorde:
cependant ne vous y trompez pas, s'il le cri-
tique ; c'eft qu'il a voulu par un écart mal-
adroit éloigner tout foupçon des larcins qu'il
lui a fait, & fe parer, comme le geai dont nous
parle la Fontaine, d'un plumage qui ne lui

appartenoit pas, (2) Vous allez voir, M. qu'il n'y a eu rien moins que de l'injuſtice de ſa part d'avoir oſé battre un homme après l'avoir dépouillé, & qu'il s'eſt décélé lui-même à la juſtice, lorſqu'il pouvoit en éviter les pourſuites en prenant le parti ſage de ſe taire honnêtement ſur le conte de M. Rouppe. En effet qu'avoit-il beſoin de le preſſer ſans ceſſe, de prendre à tâche de le critiquer à chaque page, de le traiter d'un homme à contradictions, & de lui dire qu'il ſe trompe même lorſqu'il a raiſon ? C'étoit vouloir en appeller au jugement public. Il eſt donc de l'équité de venger ici M. Rouppe, & de vous faire voir que c'eſt au contraire M. P... D... qui ſe trompe lui-même, & qui ſe contredit très-fréquemment dans ſes écrits, comme vous en jugerez par la ſuite.

Examinons d'abord ſes erreurs.

Cet écrivain traitant le premier état du Scorbut, parle à la page 49 & 50 du livre des Maladies des gens de mer, de l'acrimonie

---

(2) Un Pan muoit; un Geai prit ſon plumage,
    Puis après ſe l'accommoda ;
Puis parmi d'autres Pans tout fier ſe panada,
    Quelqu'un le reconnut, il ſe vit bafoué.
. . . .
Il eſt aſſez de Geais à deux pieds comme lui,
Qui ſe parent ſouvent des dépouilles d'autrui.
    Et que l'on nomme plagiaires.
Fable de M. de LA FONT.

des humeurs caufée par la tranfpiration fuppri-
mée, & de celle qui provient de l'ufage des
falaifons ; il dit que la nature en tire un parti
qui équivaut au reffort plus grand des vaif-
faux, & avance que « c'eft par cette marche
» d'acrimonie que la nature écarte l'épaiffiffe-
» ment des humeurs beaucoup plus nuifible &
» plus à craindre que leur diffolution. »

Je demande aux perfonnes de l'art qui con-
noiffent la Maladie ícorbutique, fi le pire état
de cette cruelle Maladie n'eft pas celui de la
diffolution, où l'on voit les accidens les plus
graves menacer les malades d'une perte pro-
chaine ? Comment d'ailleurs l'épaiffiffement des
fluides, qui conftitue le premier degré du
Scorbut, peut-il être plus à redouter que leur
diffolution, le dernier état qui ne laiffe prefque point d'efpérance ? *In tertio ftatu tam
urgentia funt fymptomata, ut vix fanationis
fuperfit fpes :* Rouppe. C'eft comme fi je vou-
lois perfuader à quelqu'un, que la fievre fim-
ple eft plus nuifible & plus à craindre que
la fievre maligne, qui en devroit être la fuite.

» On a quelque chofe à efpérer, continue
» M. P... D... dans le cas de diffolution ; les
» fubftances médicamenteufes font portées par-
» tout avec facilité : le pourroient - elles fi
» l'épaiffiffement des humeurs exiftoit ? »

Quel foible raifonnement ! l'épaiffiffement
des humeurs au premier période du Scorbut,

eſt-il donc à ſes yeux une barriere ſi inacceſ-ſible que les ſubſtances médicamenteuſes anti-ſcorbutiques, qui ſont naturellement pénétran-tes, ne puiſſent agir d'une maniere ſalutaire, que dans leur diſſolution, où l'on a rarement le temps de pouvoir, par une agglutination favorable, rapprocher les principes déſunis du ſang ?

» M. Rouppe, avance notre auteur, me » paroît donc s'être trompé en regardant l'épaiſ-» ſiſſement comme un attribut du vice Scor-» butique : l'examen qu'il a fait des cadavres, » auroit dû lui faire naître une autre idée : les » difficultés de la circulation du ſang chez les » ſcorbutiques eſt moins une preuve d'épaiſ-» ſiſſement que du défaut d'action des vaiſſeaux ; » le peu de ſéroſité qui ſe ſépare du ſang qu'on » leur tire, annonce ſeulement qu'elle eſt con-» fondue avec les autres humeurs du ſang : » cet état n'exclue pas la diſſolution, il la prou-» ve au contraire. »

Comment la prouve-t-il ? On ne voit au-cune citation, aucune expérience venir à l'appui de ſa preuve ; conſultons M. Rouppe ; il va fa-cilement détruire par l'obſervation, guide le plus ſûr & beaucoup préférable aux raiſonne-mens, tout ce que dit ſans certitude Mr. P... D... contre l'épaiſſiſſement des humeurs.

1°. La qualité de la nourriture des mate-lots, qu'il conſidére.

2 °. Les expériences répétées qu'il donne d'après l'examen du fang des Scorbutiques, pour en connoître l'état pofitif au premier & au fecond degré de la Maladie.

3 °. Les accidens primitifs de cette Maladie, qu'il expofe en peu de mots, fuffiront pour diffiper victorieufement les erreurs de M. P... D... Il eft incroyable comment cet auteur a pû fe refufer à l'évidence des principes & des obfervations de M. Rouppe.

M. Rouppe, pag 158, de fon Traité, prouve l'épaiffiffement des liqueurs dans le premier degré du Scorbut & au commencement du fecond, par la qualité des alimens. » Quippe ne- » mini ignotum eft, vitæ genus cum alimen- » tis craffioribus quibus nautæ nutriuntur, de- » bere craffum, fpiffum, glutinofum fangui- » nem generare : quod demonftrat non folùm » fanguis ex venis Scorbuticorum extractus, » atque cadaverum fectiones, fed quoque fympto- » mata quæ in primo & fecundo Scorbuti ftatu » obfervantur, hanc fententiam contra eos qui » humorum adeffe volunt diffolutionem, ad- » ftruunt. »

Il démontre à la pag. 145 & 146, l'épaif- fiffement des fluides, par des obfervations prifes fur le fang des Scorbutiques : c'eft ainfi qu'il s'explique : » pertufâ venâ in primo morbi fta- » tu, largâ nempè aperturâ interdum exfiliit, » interdum verò fecundum brachium ftillavit

» fanguis & quidem fpiffus, craffus qui poft-
» quam per horam ftetiffet in vafe, incipiebat
» deponere ferum flavum. In fuperficie rubi-
» condiorem oftendebat colorem quàm cum
» caluit. Quando per duas ftetit horas fuper-
» natabat in fero fuo placenta, fed plerumque
» tamen uno vel altero patinæ lateri affixa hæ-
» rebat : in confirmato autem Scorbuto talem
» prope modum inveni fanguinem qualis in
» primo fuit ftatu. »

Enfin M. Rouppe fait voir par les accidens
premiers de la Maladie fcorbutique, l'épaiffiffement des humeurs : voici comme il s'exprime à ce fujet, à la pag. 164 & fuiv. » Pigritia
» infolita , membrorum gravitas, laffitudo
» fpontanea vel defatigationis fenfus... ob tar-
» dam fanguinis circumductionem fatis de-
» monftrat membrorum fcorbuticorum duri-
» ties... porrò difficilem humorum per ultimas
» arteriarum anguftias tranfitum fatis indicat
» anhelofa ad minimum motum refpiratio, at-
» que color faciei lividus , &c. &c. &c. »

Si l'on veut s'affurer davantage de l'exiftence de l'épaiffiffement des fluides dans le premier degré du Scorbut, & au commencement
du fecond, on peut lire les obfervations de M.
Poupart dans les mémoires de l'AcadémieRoyale
des Sciences, au fujet du fang des fcorbutiques,
& le Traité du Scorbut traduit des Aphorifmes
de Boerhaave, commentés par M. van Swie-

ten , inféré dans celui de M. Lind , tom. 2.

Sans avoir recours à ces autorités , comment se défendre contre les raifonnemens & les faits certains que nous préfente M. Rouppe ? Ne point fe rendre à des preuves auffi palpables que les fiennes, il faudroit étre de la derniere incrédulité ; les contefter ce feroit vouloir injuftement déprimer le mérite d'un favant obfervateur , ou vouloir enfin paffer pour un ignorant : voilà cependant la conduite qu'a tenu M. P... D... à fon égard ; mais quel peut avoir été le motif de fa réfiftence ?

Il faut qu'il n'ait pas compris M. Rouppe , ou qu'ayant formé le deffein de fe refufer opiniâtrement à l'évidence de fes démonftrations, fur l'épaiffiffement des humeurs , aux premiers temps du Scorbut, il ait d'après cela jugé à propos de dire de M. Rouppe, qu'il s'étoit trompé en regardant l'épaiffiffement comme un attribut du vice fcorbutique ; nous avons fait voir qu'il en eft certainement un : il ne nous refte plus qu'à faire connoître à M. P... D... en quoi confifte la difficulté, qu'a le fang de couler des veines des fcorbutiques, & à lui dire qu'il s'eft trompé lui - même, dans ce qu'il a avancé contre M. Rouppe, fur la diffolution du fang au peu de férofité qui s'en fépare.

» La difficulté qu'a le fang de couler des
» veines des fcorbutiques , eft moins une preu

» ve d'épaiſſiſſement , dit M. P... D... que du
» défaut d'action des vaiſſeaux. »

L'épaiſſiſſement des humeurs qui augmen-
tent par la ſuppreſſion des émonctoires , doit né-
ceſſairement étendre le diamétre des vaiſſeaux ,
au-delà de leur ton , *nam maximâ infractione
craſſi ſanguinis diſtenduntur vaſa. ROUP.* Or
de cette diſtenſion cauſée par l'engouement
des vaiſſeaux chargés de liqueurs imméables ,
par rapport à leurs molécules groſſieres & viſ-
queuſes , il arrivera que la difficulté que le ſang
a de couler des veines des ſcorbutiques , ſera autant de preuve d'épaiſſiſſement que du reſſort forcé de ces vaiſſeaux , ou de leur défaut d'action ;
puiſque dans cet état d'une extenſion extraordinaire , ils ne peuvent pas plus pour la progreſ-
ſion des fluides , que dans celui de leur relâ-
chement.

» Le peu de ſéroſité qui ſe ſépare du ſang
» qu'on tire aux ſcorbutiques , annonce ſeule-
» ment qu'elle eſt confondue dans les autres
» humeurs du ſang : mais elle ne met pas dans
» le cas de prononcer que le ſang en contient
» peu : cet état n'exclue pas la diſſolution , il
» la prouve au contraire. »

Nous avons vû par les obſervations de M.
Rouppe , ſur le ſang des ſcorbutiques repoſé ,
que la ſéroſité étoit quelquefois ſuffiſante pour
que le *Coagulum* du ſang y ſurnageât : *ſuper-
natabat in ſero ſuo placenta; ſed plerumque ta-*

men uno vel altero patinæ lateri affixa hærebat;
mais le plus ordinairement, avoue-t-il, le fang
reftoit attaché fur l'un ou l'autre des bords de
la poelette. Ces deux états du fang font-ils dans
le cas de nous prouver fa diffolution ; quand
d'ailleurs l'auteur ajoute : *in fuperficie rubicon-*
diorem oftendebat colorem quàm cum caluit?
On fait que la partie de nos humeurs la plus fufceptible de putréfaction, eft la rouge qui fe diffout
plus promptement que l'humeur blanche, fuivant
les expériences du Docteur Pringle. Or qu'arrive-t-il dans l'état d'une diffolution putride, comme dans le dernier degré du Scorbut ? C'eft
que le *coagulum* de la partie rouge ne fe forme point ; s'il fe fait, il eft fans confiftence,
il eft livide, verdâtre ou noir comme de l'en-
cre : *in tertio ftatu fuit fanguis nigerrimus*
fucco atramenti confimilis : voyez à ce fujet le
rapport de M. Rouppe dans fes expériences fur
le fang des fcorbutiques, au dernier période de
la Maladie .... D'après cet expofé faut-il
encore d'autres preuves que notre auteur s'eft
trompé ?

C'en eft affez, je crois, pour convaincre M.
P... D... de fes erreurs. Convaincons-le fur-
le-champ de fes contradictions.

Cet écrivain après avoir long-temps déli-
ré, entre en contradictions avec lui-même ; après
avoir fermement nié à M. Rouppe l'épaiffiffement
des humeurs dans le premier état du Scorbut

& au commencement du fecond , par l'effet
d'un retour raifonnable , s'explique en ces termes pag. 110 de fon Traité , concernant la
Curation du Scorbut , « le Scorbut a trois
» temps qui le font changer de face : tous les
» fymptômes d ela Maladie commençante don-
» nent des fignes de plethore & d'épaiffiffement
» de liqueurs ; il faut regarder , pag. 112 les
» fluides, fpécialement les fangs comme embar-
» raffés dans leurs couloirs & comme fournies
» de beaucoup de particules groffieres & vifqueu-
» fes : il y a deux indications à remplir, c'eft
» de donner du reffort aux folides, & celle
» de fouetter & divifer les fluides. Rien en
» conféquence de plus énergique pour cette
» double indication que les remedes anti-fcor-
» butiques chauds , &c. &c. &c.

Il y a donc épaiffiffement des humeurs ?

A la page 117 au fujet des véficatoires qui
font , par leur volatilité irritante , capables de
remplir la double indication , de donner du reffort aux folides, & de divifer , fouetter les
fluides , il convient avec M. Rouppe , qu'ils
font d'un excellent fecours dans les premiers
temps de la Maladie. Enfin , entiérement re-
venu de fes égaremens , il jette un coup d'œil
favorable fur M. Rouppe, & comme un bon
imitateur, il cite même à leur fujet, l'obfer-
vation d'une cure heureufe fur de pareils
exemples du livre Latin.

II

Il y a donc épaiffiffement des humeurs, ato-
nie dans les premiers temps du Scorbut, &
non diffolution que l'ufage des véficatoires
contre indiqué dans ce cas, auffi-bien que celui des remedes anti-fcorbutiques chauds, ne
manqueroit pas de beaucoup favorifer.

Je vous laiffe maintenant juger, M. fi ce
n'eft point M. P... D... qui fe contredit vifi-
blement lui-même, & qui s'eft trompé. S'il fe
redreffe après des écarts confidérables ; fi on
le voit d'uniffon avec M. Rouppé, après avoir
été fon antagonifte outré, que peut-on penfer
de lui, finon qu'il a copié l'auteur latin fouvent fans attention, fouvent auffi fans le comprendre ? Quoi qu'il en foit vous avouerez avec
moi qu'il a eu grand tort de le critiquer injuftement : car ne devoit-il pas penfer que la latinité de cet auteur, n'auroit pas été pour les
Chirurgiens qu'il a vu ne pouvoir lui affigner
la juxta-pofition des vifceres du bas-ventre, le
bandeau par lequel il auroit éclipfé à leurs yeux
le droit de lui révendiquer les dépouilles falfi-
fiées de Mr. Rouppe, & de tant d'autres ? Au
refte fi l'homme aux méthéores avoit prétendu
fe dérober par cette latinité à leur récrimina-
tion, il fe feroit mal avifé d'ufer de ce ftrata-
gême, cette gauche enveloppe ne peut être un
brouillard épais, un corps opaque que pour lui
feul : mais les Chirurgiens qui favent lire à tra-
vers ce corps diaphane, voient clairement & mon-

B

trent au doigt fon injuftice, fes contradictions & fes erreurs.

Quoique l'on dife de ce Médecin ; c'eft cependant un génie dans fon art : il a du pittorefque, plus de fophifme encore ; n'eft-ce pas un beau mérite de faire illufion par la fingularité ? J'en viens au fujet principal de ma lettre, vous y ferez plus à même encore d'apprécier les rares talens de cet homme extraordinaire.

Il eft l'inventeur, & vous ne l'ignorez pas, M. d'un préfervatif du Scorbut, dans une nourriture végétale qu'il a propofée pour les gens de mer. Le préfervatif eft annoncé dans un mémoire *Ex Profeffo*, dont nous avons fait une légere analyfe en fon temps, comme l'antidote de cette Maladie & d'autres encore. L'auteur s'y efforce à vouloir le prouver par des raifonnemens fpécieux & des faits ; ce font ces faits entaffés dans le mémoire qui vous ont fubtilement trompés & qui m'ont furpris d'abord, par les qualités éminentes fauffement attribuées à fon remede.... mais en convient-on unanimement aujourd'hui dans la marine ? Il s'en faut beaucoup ; on n'en convient que dans une fecte de profélites, les faux témoins de ces faits merveilleux qui vous ont jetté dans une illufion fi groffiere.

Il convient donc de nous y arrêter pour les réfuter à mefure, avant de paffer à l'épreuve de la diete-végétale & à quelques réflexions à fon fujet. En conféquence pour fronder plus avantageufement ces mémes faits, il eft befoin de les rapprocher, & pour vous indiquer avec plus d'ordre les erreurs & les contradictions étonnantes dans lefquelles tombe fans ceffe l'auteur, je vais vous les expofer dans une nouvelle analyfe de fon Mémoire.

Ce Mémoire de M. P... D... deftiné à être la pierre de touche des avantages qu'il y auroit à changer abfolument la façon de vivre des gens de mer, a pour objet de la réformer. Le projet de cette réforme inattendue, eft dans les fubftances animales ordinaires, falées ou non falées, reconnues injuftement comme la caufe *principale* du Scorbut & d'autres Maladies, pour leur fubftituer des fubftances végétales, (3) c'eft à deffein fans doute d'étayer avec plus de folidité cette réforme fur les principes capitaux

----

„ (3) La diete pitagorique préconifée par les phi-
„ lofophes anciens & nouveaux, recommandée par
„ quelques Médecins, n'a jamais été indiquée par la
„ nature.
„ Dans le premier âge, aux fiecles d'or, l'homme
„ innocent comme la colombe, mangeoit du gland ;
„ trouvant par-tout fa fubfiftance il étoit fans inquié-
„ tude, vivoit indépendant, toujours eu paix avec
„ lui-même, avec les animaux.
„ Cet état idéal d'innocence, de haute tompérance,
„ d'abftinence entiere de la chair, dè tranquillité &
„ de paix, a-t-il jamais exifté ; n'eft-ce pas une apo-
„ logue, une fable où l'on employe l'homme comme
„ un animal ? “
Hift. Nat. de M. de BUFFON, *pag.* 166. *tom.* 7.

du traité des Maladies des gens de mer, que
M. P... D... son auteur a eu soin de recueillir
dans son Mémoire un grand nombre de faits :
car en voulant faire sentir la néceffité de sa nourriture végétale, & defirant porter la conviction
dans les efprits, ne dit - il point qu'il en em-
ployera plus que de raifonnemens ? Mais dans
son peu de raifonnemens, quelle mal - adroite
contradiction ne fe préfente-t-elle pas à fes principes fondamentaux dans la preuve qu'il fait
valoir, dès la premiere ligne de son plan de
réforme ?

» Je crois, dit M. P... D... avoir prouvé
» dans mon Traité que les falaifons dont les
» matelots font ufage, font la *principale* caufe
» du Scorbut & des autres Maladies qui les
» affligent. »

Rappellez-vous, M. que nous avons remar-
qué plus haut que fes principes pofés de la caufe de toutes les Maladies en général, & de la
principale du Scorbut qu'il a tirée de M. Lind,
étoient dans les effets météorologiques dont il
fait un agent maladif trop univerfel : » la conf-
» titution froide & humide de l'air ne man-
» que jamais de produire le Scorbut, & fans
» cette conftitution, les autres caufes font in-
» fuffifantes » pag. 41, du Traité des Maladies
des gens de Mer.

Pourquoi donc oublier dans son Mémoire
ce fondement qu'il a dreffé, pour attaquer tout

d'un coup & fans réflexion, les falaifons comme la caufe *principale* de cette Maladie & d'autres encore ; lorfque M. P... D... qui les condamne, ~~ainfi~~ a conclu décidément en leur faveur, pag. 44. 45. & fuiv. de fon livre ? Voici fes propres termes : » Les alimens ne doivent
» jamais être regardés comme feule caufe pro-
» ductrice du mal, ils le favorifent feulement.
» On a vu des équipages entiers en être pré-
» fervés, quoiqu'ils euffent été nourris pendant
» plufieurs mois d'alimens de la plus mauvaife
» qualité, parce que la caufe efficiente n'agif-
» foit point ; j'entends cette température froi-
» de & humide. Ceux-là fe font trompés qui
» ont regardé les alimens des matelots comme
» capables de procurer le Scorbut fur mer : ces
» alimens, quoique groffiers, peuvent être ce-
» pendant confidérés comme très-analogues à
» l'efpece d'hommes qui s'en nourriffent ; les
„ alimens des matelots leur conviennent donc,
„ & font très-bons relativement à leur état,
„ &c. &c. &c. "

Sur un aveu fi clair & fi ingénu, ne pen-
fez-vous pas comme moi, M. que l'auteur du
Mémoire a perdu la tête, & qu'il a oublié les
principes de fon livre qu'il auroit dû proté-
ger ?

D'après cette contradiction palpaple, M.
P... D... enyvré de fon plan, ne s'appercevant
pas de fes écarts, en appelle à des faits pour

terraffer , dit-il, le préjugé, & diffiper victorieufement par l'expérience tous les doutes peu fa-
vorables. Ces faits approchés & fon expérience
propre fuffiront-ils à cette grande action ? Ceux
d'emprunt qu'il préfente, fournis par des co-
hérans au fyftéme végétal , établis avec chaleur dans fon Mémoire , ne pourront rien fur
l'efprit & le fang froid des Chirurgiens expé-
rimentés & non prévenus.

. Ce feroit ici le lieu de vous parler de différentes difcuffions élevées entre deux partis fur
l'introduction de ce nouveau projet, je les fupprime cependant. Je penfe qu'il vous fuffira
de favoir que fes adverfaires, en très-grand nombre, l'ont confidéré avec jufte raifon , comme
un fruit illégitime , ou le bâtard d'une concep-
tion avortée. Je me bornerai donc à pulvérifer
tous ces faits du Mémoire, vrais êtres d'imagination : car ils ne font pas feulement faux,
par rapport aux conféquences déduites pour fe-
conder M. P... D... dans la marche de fes principes ; c'eft qu'ils le font encore par des raifonnemens dreffés fur des effets merveilleux que
la vérité va démentir.

Expofition & réfutation des faits du Mémoire.

PREMIER FAIT.

» L'Auteur du fyftême végétal rapporte que
» M. de Marnieres , commandant en 1758
» le vaiffeau *l'Achille* ; M. le Comte de Graffe
» le *Zéphir* , & M. Dumas la Frégate la Sy-
» *rene* : ces bâtimens ayant tenu des croifieres
» très-longues devant l'Ile Ste. Helene , tous
» leurs équipages furent attaqués du Scorbut.
» On relâcha *à la Baye des Saints* , mais les
» vaiffeaux ayant été obligés d'en partir , avant
» que leurs équipages fuffent rétablis , les vian-
» des manquant , on les nourrit avec du ris , qui
» rendit la fanté aux matelots. »

M. le Comte de Graffe a dit publiquement
qu'il ne devoit l'entier rétabliffement de fon
équipage qu'à l'ufage abondant des viandes frai-
ches & des légumes frais dont il s'étoit nour-
ri pendant la relâche : c'eft donc cette nourriture falutaire des viandes fraîches , qui mit
fes matelots & ceux de l'Efcadre en état de
faire une longue traverfée , de la foutenir , & non
l'ufage du ris approvifionné , auquel on donne
ici mal-apropos la vertu de leur avoir rendu
la fanté. (4)

---

[4] Ce rapport de M. de Graffe eft conforme à
la Lettre d'un Chirurgien de l'Efcadre qui s'explique

FAIT II.

» L'Efcadre de M. le Comte d'Aché en
» 1759, manquant de provifions de toute
» efpece, tous les équipages ne fubfifterent
» pendant près de trois mois, qu'avec du ris
» cuit à l'eau, fans aucun affaifonnement.

M. le Comte d'Aché n'a point été content
d'être cité dans une circonftance où il a différemment vû fon Efcadre, que ne le rapporte
M. P... D... Il déclare que fes matelots en général ne fe font confervés contre le Scourbut,
que par la nourriture d'un grand nombre de
tortues, dont il avoit fait approvifionner tous
les vaiffeaux... Eft-ce ici où l'on doit aveuglément reconnoître la confervation des équipages, par l'effet d'un fade ris cuit à l'eau, de
préférence aux effets falutaires de la viande de
tortues, dont on connoît les propriétés dans
le Scorbut.

---

ainfi ; " nous avons eu fur la fin de notre croifiere
,, devant l'Ile Ste. Hélene une grande quantité de
,, fcorbutiques; on relâcha *à la Baye des Saints*, où
,, l'on mit les malades à terre, qui fe rétablirent
,, promptement par l'ufage des vivres frais, bœufs,
,, volailles, œufs, légumes, &c. Au commencement
,, de Septembre, partis de cette relâche pour nous
,, rendre à Breft, nos malades très-bien guéris n'ont
,, été mis à l'ufage du ris qu'après leur parfait réta-
,, bliffement. ,,
PORT-LOUIS, le 2 Avril 1771.

FAIT III.

» En 1757 M. Hocquart, commandant la
» *Driade*, fit des croifieres très-longues fur les
» côtes de Salé ; tous les malades & ceux qui
» jouiffoient d'une bonne fanté, à l'exception
» des premiers mois, furent prefqu'entiérement
» nourris avec du ris, & cette nourriture fut
» fi falutaire, que le Commandant ne perdit
» pas un feul homme de ceux qui compofoient
» fon équipage. »

C'eft en 1737 que la Frégate la *Driade*
fit cette campagne des croifieres très-longues fur
les côtes de Salé ; elle eut pour compagne la
Vénus, foûs le commandement de M. de Colombe. Selon le témoignage refpectable d'une
perfonne dont l'honneur & la probité n'ont
jamais fait plus d'écart que la raifon (M. de
K * * *) Il ne manqua rien à la Frégate, la
Vénus, de ce qui fut néceffaire à la fubfiftance
des gens de mer ; on n'obferva pas même de
fcorbutiques dans cette campagne. Comment fe
peut-il donc faire que la *Driade*, courant la
même miffion que la *Vénus*, également fujette
aux circonftances des temps & des lieux, ait
été réduite à la trifte nourriture du ris, & par
la difette de vivres dans le cas de préfenter un
parallelle auffi inégal avec fa compagne ? Pour
prouver le contraire, allons à la recherche de
la vérité. Il exifte encore des hommes de la

Driade, qui atteftent que les approvifonnemens de cette Frégate , les mêmes que ceux de la *Vénus* , ne manquerent point ; & qui affurent , contre l'affertion de l'Auteur du Mémoire, que Guillaume Mevel , Boffeman de la *Driade* eft mort le 6 Septembre 1738 , quoique notre Auteur dife que le Commandant ne perdit pas un feul homme de fon équipage. Ces mêmes apologiftes de la vérité pouffent l'exactitude dans leur récit, jufqu'à celui d'une fingularité remarquable fur cette Frégate : en effet ils fe rappellent avec plaifir une cure qui fait l'éloge de fon Opérateur ; c'eft l'hiftoire d'une fracture complette à la jambe d'un foldat, qui fut réduite avec connoiffance , & confolidée, guérie en quatre jours par l'effet admirable de la diete, fans doute végétal. Ce coup de maître eft un prodige qui tint autant à l'ignorance, que l'amputation d'un doigt fain condamné fous le prétexte de gangrêne par le même Opérateur, tient à la méchanceté, à la jaloufie, & à la baffeffe.

F A I T I V.

„ En 1764, M. le Comte de Braquemont,
„ commandant la *Terpficore* , après avoir croifé
„ long-temps fur les côtes de Salé, il fe trouva
„ dans fon équipage plus de trente fcorbuti-
„ ques qui furent guéris à la mer par l'ufage
„ du ris, des pruneaux & d'un peu de miel. „

La *Terpſicore* fut accompagnée dans cette croiſiere de la *Danaë*, aux ordres de M. de Nieul, ces deux Frégates furent approviſionnées des mêmes vivres, conformément à l'ancienne façon de nourrir les équipages. La *Danaë*, au rapport de M***, n'eut point de ſcorbutiques... Que penſer du contraſte qui ſe voit dans l'état de cette Frégate, comparé avec celui de la *Terpſicore*, qui eut, dit-on, plus de trente ſcorbutiques guéris à bord par les ſeuls ſecours du ris, des pruneaux & d'un peu de miel ?

L'on nous permettra de regarder ce nombre donné de ſcorbutiques, au moins comme apocriphe, pour ne pas dire faux : mais toutefois en l'admettant vrai, ne doit-on pas attribuer leur guériſon plutôt à l'effet des rafraîchiſſemens pris en Eſpagne, dont ne parle point du tout M. P... D... qu'à celui du ris & de la friandiſe des pruneaux & du miel ?

Etat des rafraîchiſſemens achetés en Eſpagne , tiré des dépenſes de la Terpſicore *, année 1764.*

> Moutons. . . . . 56.
> Poules. . . . . 85.
> Œufs. . . . . 6 douz.

F A I T V.

„ M. le Chevalier Fouquet, à vû un des vaiſ-
„ ſeaux de l'Eſcadre de M. le Duc d'Anville ,

,, nommé le *Lariſſon*, ſauvé par 20 ſoldats de
,, marine qui s'étoient garantis du Scorbut,
,, pour s'être privés par économie autant que
,, par goût, des ſalaiſons, & pour n'avoir veçu
,, que de légumes ſecs. ''

Il ne fut point dans cette Eſcadre de vaiſſeau nommé le *Lariſſon*; mais ce qui eſt à la connoiſſance de M. le Chevalier Fouquet, c'eſt que le prompt équippement des vaiſſeaux commandés par M. le Duc d'Anville, exigeant de grands approviſionnemens; on fut obligé de tirer des ports de Bourdeaux, Nantes, & de St. Malo, des ſalaiſons ſurannées pour leſquelles les matelots conçurent à la mer beaucoup de dégoût.

Quant aux autres faits du Mémoire de M. P... D... je vous laiſſe à penſer, M. ſi la curation ſagement raiſonnée du Scorbut & d'autres Maladies, avec une orange douce en 1760 ſur la *Calipſo*, n'eſt pas le roman véritable des cures opérées en 1771, ſur la *belle Poule*, avec des confitures, (5) & ſi la ſanté des matelots du bâtiment Eſpagnol, commandé par M. du Guain, n'eſt pas plutôt l'effet d'une bénédiction de *Jeſus*, *Maria*, *Joſeph*, que celui des

---

(5) La Frégate la *belle Poule*, a éprouvé dans une campagne à l'Amérique les ſuites fâcheuſes de la nourriture végétale, qui conſiſtoit en confitures, oſcille, pois, ris, lantilles, haricots & fèves.

légumes fecs, dont il eft dit qu'il fut approvifionné pour fix mois de mer. (6)

Enfin M. P... D... pour convaincre davantage de la néceffité des vivres végétaux qu'il
propofe, après avoir en conféquence déprimé
dans fon Mémoire ruineux les fubftances animales falées ou non falées, offre un exemple
que nous devons examiner : il nous affurera plus
indubitablement, combien l'auteur de la réforme alimentaire des matelots eft chancelant, &
combien peu de foins il prend pour fe trouver
d'accord avec les principes de fon Traité des Maladies des gens de mer, qu'il auroit dû ne pas
oublier auffi légérement qu'il l'a fait. Telles
font fes paroles à la page 8. du Mémoire.

„ Un exemple que nous avons fous les yeux
„ de plus de deux mille forçats condamnés

---

(6) C'eft pour revenir du Pérou en Europe, que
le vaiffeau Efpagnol nommé le *Jefus-Maria-Jofeph*,
fit fur le confeil de M***, un approvifionnement de
légumes fecs de toute efpece, qu'il préféra, dit-on, aux
viandes ordinaires, on nous raconte que cette préférence eut un bon fuccès, cela eft-il poffible ? Il eft
permis de ne pas le croire, puifque l'expérience a
déja démenti plufieurs fois ce fait, qui d'ailleurs eft
hors de la fphere de nos recherches fur fa vérité. Bor-
nons-nous donc à la bonne foi de l'auteur qui l'a avancé : il n'agira plus de diffimulation à ce fujet ; car
doit-il avoir plus de délicateffe à fe rétraĉter aujour-
d'hui de ce fait, qu'il n'en a eu il y a quelque temps,
à paffer condamnation par écrit en faveur du ferein
de l'Amérique, contre des brouillards qu'il avoit accu-
fé pour caufe de Maladies fur la *belle Poule* ?

,, dans le port de Breſt aux travaux les plus
,, pénibles, expoſés toute l'année aux intem-
,, péries de l'air froid & aux pluies continuelles
,, de ce pays, réſiſtent à toutes leurs fatigues,
,, quoiqu'ils ne ſoient nourris que de gros pain
,, & de légumes ſecs; (7) ce qu'il y a de plus
,, important à obſerver, c'eſt qu'ils ne ſont
,, jamais atteints du Scorbut, que lorſqu'ils
,, ſortent de l'hôpital, où ils ſont nourris avec
,, de la viande fraîche. ``

Voyez-vous, M. comment les intempéries
de l'air froid & humide, les exercices pénibles
& la mauvaiſe nourriture, que nous admettons
à juſte titre dans le gros pain & les légumes
ſecs, reſpectent les forçats à l'abri du Scorbut
& autres Maladies, par une exception gratuite à
la regle de la page 41, que j'ai déja nommée :
cette regle dit que la réunion des trois cauſes ſuivantes ne manque pas de cauſer le Scorbut.

,, 1 °. La conſtitution froide & humide de
,, l'air, ſans laquelle les autres cauſes ſeroient
,, inſuffiſantes : ``

,, 2 °. La trop grande inaction, de même
,, que les exercices pénibles & forcés. ``

,, 3 °. La mauvaiſe qualité des alimens. ``

Ne conviendrez-vous pas, M. à cet exem-

---

(7) M. P... D... ignore que ceux de ces forçats qui
vont aux travaux, ont une ration de vin.

ple d'une contradiction frappante que M. P... D...
oublie de nouveau ce qu'il a fondé dans son
Traité, sur la cause *principale* du Scorbut, &
qu'il ignore de plus l'expérience des bons pra-
ticiens, qui savent, à n'en point douter, que les
seuls secours efficaces contre le Scorbut, sont
dans les viandes fraîches & les légumes frais,
bien loin de causer ou de favoriser cette Maladie.

„ Plus de deux mille forçats du port de
„ Brest, ne sont jamais atteints du Scorbut,
„ dit l'auteur du Mémoire, que lorsqu'ils sor-
„ tent de l'hôpital, où ils sont nourris avec de
„ la viande fraîche. " (8)

La viande fraîche leur donne donc le Scorbut à l'hôpital ? Voilà la conséquence naturelle
que l'on peut, au premier coup d'œil, déduire
de cette assertion, pour favoriser son système
végétal... Pourquoi donc prescrit-il, page. 88
du Traité des Maladies des gens de mer, que
le pain fermenté, & une certaine quantité de
viandes fraîches, sont des secours que l'on devroit réserver à la mer , contre le Scorbut?
Pourquoi loue-t-il aussi, à la page 123 , le
bon usage des soupes aux choux faites avec des
viandes fraîches, dans le Scorbut invétéré ? On
ne peut certes se contredire , ni plus souvent ,
ni d'une maniere plus manifeste.

---

(8) Cette position est équivoque.

Mais fi M. P... D... qui préfente l'exemple qui « des deux mille forçats du port de Breft, » ne font jamais atteins du Scorbut, que » lorfqu'ils fortent de l'hôpital, où ils font nourris avec des viandes fraîches & des légumes » frais ; » par fuite de fes contradictions continuelles a entendu de la fortie des forçats de l'hôpital, leur aptitude à contracter cette Maladie, ou à la reprendre dans les bagnes, à caufe de la mauvaife nourriture du gros pain & des légumes fecs, &c. nous en conviendrons tout-à-l'heure avec lui, dans l'examen des différentes circonftances annexées au fort des deux mille forçats ; elles ne manquent pas de leur donner le Scorbut. Cet examen nous fervira pour réfuter entiérement l'exemple pofé.

Les malheureux forçats, détenus dans les chaînes, regrettant la liberté, doux lien des agrémens de la fanté, font traverfés par différentes paffions qui les tourmentent : ces paffions de l'ame dont M. P... D... ne connoît que l'envie & les menaces auffi déplacées que frivoles & ridicules, contre des perfonnes refpectables, influent certainement fur la faine difpofition organique du cerveau, dont les opérations changées contre l'ordre naturel & falutaire, font déterminées irréguliérement vers les folides & les fluides de la machine animale, par la raifon du rapport de l'ame avec le corps, *& vice-verfâ*.

La

La mal-propreté d'ailleurs, les mauvais habillemens, & l'inconvénient mal-sain de l'at-
mosphere qui enveloppe dans un petit espace
beaucoup d'hommes; toutes ces causes maladives liées avec les travaux pénibles & forcés
des malheureux galériens, avec leur exposition
aux intempéries de l'air froid & humide, font
des puissances trop fortes & trop multipliées
pour y résister, ils y succombent nécessaire-
ment : on le voit tous les jours.

Si toutes ces causes morbifiques réunies, ne
leur développent pas manifestement les symptômes du Scorbut, pour les déterminer en conséquence de cette Maladie à l'hôpital, au moins
font-elles plus que suffisantes pour les y conduire excédés de fatigue, affaissés par les travaux pénibles & forcés, avec le germe scorbutique & les dispositions pour son développement.

Ce développement à l'hôpital, n'aura point
sa cause dans l'usage des viandes fraîches & des
légumes frais, (9) puisqu'il guérit tous les jours

---

(9) Pour éloigner du séjour à l'hôpital, toute idée
sur les inconvéniens qu'on lui croit de produire le
Scorbut, par le seul effet des viandes fraîches, il suf-
firoit de jetter les yeux sur quelques galériens, comme les servans & autres qu'on laisse librement se pro-
mener dans les salles : on ne les voit jamais atteints
du Scorbut, quoiqu'ils n'usent point d'autre nourriture que de la viande, & qu'ils restent plusieurs années
de suite dans l'hôpital.

C

les Scorbutiques, malgré la mauvaise situation des salles humides ; mais par les suites des Maladies longues, que les forçats épuisés y auront parcouru, & qui auront porté l'altération & la désunion dans les principes intégrans, ou constitutifs des humeurs.

Si le développement de la Maladie scorbutique s'est fait avant leur entrée à l'hôpital, on en saisit facilement la cause dans les travaux pénibles, longs & forcés, auxquels les galériens sont journellement assujettis : les travaux difficiles & long-temps continués sous les injures de l'air, ne sont-ils pas une espece de Maladie, qui tend à la même fin que les Maladies longues ? Outre cela, la mauvaise nourriture de ces malheureux, ne pouvant réparer leurs pertes considérables par le remplacement successif d'un bon chile, capable d'entretenir la saine disposition des principes du sang, & les autres causes morbiferes auxquelles ils sont exposés ayant toujours lieu ; ces circonstances doivent - elles manquer de leur développer tous les accidens du Scorbut ?

Si cette cruelle Maladie, les assiege de nouveau à leur sortie de l'hôpital, où on les a guéris par l'usage des viandes fraîches, des légumes frais, de la promenade, &c. c'est qu'ils sont encore livrés aux mêmes causes qui l'ont fait naitre, en rentrant dans les Bagnes. Or le Scorbut né à l'hôpital, par suite de Maladies lon-

gues ; ou (ce qui arrive très-ordinairement)
apporté à l'hôpital par une suite de travaux longs,
pénibles & forcés, après être éclos à l'incuba-
tion des différens foyers extérieurs, s'y gué-
rissant bien loin d'y trouver sa cause, dans les
viandes fraîches & les légumes frais, nous pouvons conclure en ces termes contre l'exemple
posé.

Donc les deux mille forçats condamnés dans
le port de Brest, aux travaux les plus pénibles,
exposés toute l'année aux intempéries de l'air
froid & humide de ce pays, ne peuvent résister à leurs fatigues, sans succomber à cause de
la mauvaise nourriture, du gros pain & des légumes secs.... L'expérience le démontre.

Donc, ce qu'il y a de plus important à ob-
server, c'est qu'ils sont en général presque toujours plus ou moins attaqués du Scorbut, lorsqu'ils viennent à l'hôpital, où on les guérit avec
l'usage de la viande fraîche & des légumes frais,
& qu'ils ne le reprennent à leur rentrée dans
les Bagnes, que parce qu'ils n'y sont nourris
que de gros pain & de légumes secs.

Nous allons bientôt considérer comment les
substances farineuses, peuvent causer le Scorbut & d'autres Maladies pas moins graves ; en-
trons auparavant dans quelques réflexions.

Par ce que j'ai mis sous vos yeux jusqu'à pré-
sent, je crois, M. vous avoir suffisamment démontré les contradictions & les erreurs, dans

lefquelles eft fouvent tombé M. P... D... Pré-
venu comme vous l'êtes actuellement, vous vous
défiérez fans doute à la fuite, des projets cap-
tieux de cet écrivain, fans expérience dans cette
partie. Soyez donc toujours en garde contre fes
productions infidieufes ; je n'ai rien négligé pour
vous y inviter, en réfutant à chaque pas les ab-
furdités de fon Mémoire, & quelques-unes du
grand nombre de fautes difperfées dans le courant de fon Traité des Maladies des gens de
mer. D'après ce jufte examen ne penferez-vous
pas comme moi, M. que l'auteur ne peut mieux
faire pour réparer fes torts, que de travailler à
une nouvelle édition de fes ouvrages ?

Pour l'Hiftoire des Fievres *de Saint-Domingue*, la préface en eft bonne : l'auteur y veut
fubtilement qu'on démêle avec jufteffe les vraies
indications des fauffes dans les Fievres de cette
Isle, & qu'on ne décide jamais la curation qu'a-
près l'expérience, & non d'après des fyftêmes.
Il a raifon ; mais ne paroîtra-t-il pas étonnant
qu'un homme, qui a toujours l'expérience pour
prélude de ce qu'il fait, ne fe foit point attaché, au moyen des faits véritables, à démêler
avec plus de jufteffe les fauffes indications de
fon Mémoire, & à ne décider des avantages du
plan qu'il y propofe, qu'après une expérience
éclairée, & non d'après de faux fyftêmes. Il
auroit au moins dû fe rappeller l'avis qu'il donne en ces termes, dans fon ouvrage des Fievres

de Saint-Domingue » on doit fe fouvenir, dit-
» il, que comme la fonction de Socrate, étoit
» fur - tout d'accoucher les efprits, celle d'un
» praticien judicieux eft d'accoucher la nature
» *obftetrix naturæ.* »

Je vous donne à réflechir, M. par la comparaifon du grand nombre de témoignages, qui
nous néceffitent à croire l'inexpérience de M.
P... D... dans cette efpece d'accouchemens, s'il
a été heureux, ou s'il a montré de l'habileté
dans la fonction d'accoucher fa nature ?... Il l'a
fait avorter d'un projet de réforme, fur les alimens naturels, au lieu de l'avoir conduite avec
fageffe aux loix de l'habitude, & au terme de
fes opérations falutaires... *Modum fervare finem-
que tueri naturamque fequi.* De ce malheureux
avortement qu'eft-il arrivé ?... C'eft que fa Da-
me nature a mis bas un faux germe monftrueux,
nommé *régime végétal*, le défefpoir des gens de
mer.

Telle eft l'époque du nouveau venu. Son
arrivée contre l'ordre naturel a fait douter de
fon exiftence future. Il eft mort-né dans l'efprit des bons Chirurgiens ; mais fomenté, em-
mailloté, enfin réchauffé plus par artifice que
par la chaleur de la vérité, il a pris une nouvelle vie dans le fein d'une troupe de profélites, Acteurs fifflés fur la fcene de Pytagore.

Il faut vous dire, M. que de cette fecte,
quelques-uns animés par l'infpiration du pere

du régime végétal, follicités par l'amour &
le zele dont ils brûlent pour lui, ne confide-
rent plus l'ufage falutaire des viandes, comme le foutien des équipages à la mer; mais
c'eft qu'ils montrent encore leur aveuglement
jufqu'à le profcrire abfolument comme dangereux, par une condamnation auffi injufte que
peu réfléchie. Les autres, marqués au coin d'une
impudente ignorance, applaudiffent à ce dé-
lire fyftématique. Tous· *in globo* idolâtres du
régime, s'exercent à vouloir perfuader des degrés
de préférence, aux fubftances végétales fur les
animales ; mais qui ne voit à ce ridicule en-
thoufiafme les folies de la fecte herbivore ?

C'étoit donc à l'expérience à dévoiler l'erreur & à décider fur le projet végétal, en frap-
pant les efprits prévenus par des preuves con-
cluantes de fon infuffifance pour conferver l'activité des équipages, & par celles des inconvéniens nombreux qui en réfultent. Quelques
vaiffeaux, entr'autres les Frégates la *Belle Poule*, & tout récemment la *Perle*, ayant été foumis à cette nouvelle nourriture, quelles conféquences fâcheufes n'en a-t-on pas obfervé dans
fon épreuve comme vous l'apprendrez à la
fuite.

Elles ne pourront vous flatter du fuccès
que vous vous en étiez promis. Si je n'ai pû
adopter le mérite de ce préfervatif, artificieu-
fement vanté, mon refus n'étoit-il pas légiti-

me ? Vous en avez la preuve aujourd'hui , M. dans plufieurs effais. Ils vous fuffiront pour réprouver le nouveau moyen , non-feulement comme inutile, mais encore comme très-dangereux aux gens de mer. Que nos fentimens ont différé fur la diete végétal ! Vous fouvenez-vous combien vous étiez gagné fur fes brillans effets ? Vous n'héfitiez plus déja à prédire aux équipages le bonheur de braver l'injure des temps & des lieux à l'abri du Scorbut & d'autres Maladies. Rappellez-vous mes difcours oppofés aux vôtres , & mes objections aux raifonnemens fpécieux de l'auteur qui vous mafquoit la vérité fous des faits illufoirs : vous conviendrez de la jufteffe de mes réflexions fur l'ufage mal confidéré des végétaux & des farineux préfentés pour nourriture, quand d'ailleurs je vous avouerai que les matelots expofés à ce régime, en ont été les innocentes victimes, finon par la mort, au moins par une foiblef
& un épanouiffement dont plufieurs ne fe releveront jamais.

Dans nos entretiens fur la néceffité de poffé-der , dans une nourriture faine & fuffifante, la confervation des équipages à la mer , ne vous ai-je pas fait obferver , M. que j'avois lieu de croire que des marins accoutumés à des travaux durs, habitués la plupart dès l'enfance à la nourriture groffiere des viandes falées , mais analogues à leur individu & à leurs exercices, ne pourroient entretenir l'équilibre néceffaire de leurs forces avec prefque l'unique fecours de la perfpirable nourriture des végétaux & de celle des farineux ? (10) Je vous ai même repréfenté, qu'il y avoit beaucoup à craindre qu'un changement introduit fubitement dans leur ancienne façon de fe nourrir, n'apportât des inconvéniens nuifibles à leur état : car, *omnis fubita mutatio, malum*, dit avec raifon le fentencieux Hyppocrate.

Ces raifonnemens auffi naturels que vrais, oppofés à la confiance que vous aviez fermement dépofée fur la vertu imaginaire du régime, auroient dû cependant vous faire fenfation. Mais telle eft la force du préjugé, il ne faut rien moins que des exemples frappans pour le terraffer & le détruire.

C'eft pourquoi nous allons entrer ici dans un examen relatif aux approvifionnemens dont la *belle Poule* fut chargée en 1771, conformément au Profpectus de M. P... D... il fervira à

---

(10) Je dis *prefque l'unique fecours*, pour faire fentir la féverité du régime de M. P... D... qui n'accorde par femaine à chaque matelot que fix onces de lard cuit. C'eft leur fupprimer la viande que de leur en donner fi peu : ,, croit-on alors, comme le dit M. de ,, la Coudraye, que le régime végétal fubftantera fuf- ,, fifamment les matelots & peut-on de bonne foi ,, n'appercevoir aucun inconvénient à ne fournir ,, qu'une livre & demie de viande par mois à des gens ,, accoutumés à fe nourrir de viande ?

démontrer plus clairement, d'après l'expérience, l'infuffifance de ces mêmes approvifionnemens pour nourrir les équipages à la mer, & pour faire connoître en même temps leurs dangereux effets.

Des confitures, de l'ofeille préparée au beurre, des farineux confiftant en ris, pois, lentilles, fêves & haricots, ont été les triftes apprêts d'un carême auftere que cette Frégate a prefque continué l'efpace de fix mois.

L'ufage des végétaux que l'on croit indifpenfables en général dans celui des viandes, pour éviter l'alkalefcence à laquelle tend plus ou moins l'extrait des fubftances animales felon les exercices, le climat, &c. nous conduit à des faits de comparaifon qui étayeront davantage nos fentimens... Jettons les yeux fur la maniere de vivre des habitans de la Laponie : nous verrons ces hommes très-forts au milieu des météores froids & brumeux, faire trembler nos foibles Indiens élevés avec la bouillie du ris ; nous verrons, dis-je, ces hommes vigoureux ne connoiffant point les végétaux, jouir d'une fanté ferme, réfifter au Scorbut & aux autres Maladies qu'ils ignorent, avec la feule nourriture des viandes : (11) en un mot, ils en mangent beaucoup ; s'en trouvent-ils plus mal ?

---

(11) ,, Ad fe verò tamenne nullum unquam in tanto ,, Lapponum numero qui Lapponiam inhabitant, Scor-

Les européens au contraire par une compen-
sation que l'on admet nécessaire sous la température d'un sol abondant, mangent moins de
viandes, mais beaucoup de légumes, de fruits,
&c. ils sont ravagés cependant par le Scorbut
& d'autres Maladies aussi sérieuses... Voyons-
nous par l'invasion de ces Maladies communé-
ment regnantes, que l'emploi, quoiqu'abondant
des végétaux & des farineux, éteigne les accidens de l'acrimonie qui les cause, chez les habitans des plaines, & chez les montagnards qui
font même le plus d'usage de ces denrées? (12)
Enfin croit-on dans l'éloignement des viandes,
avec l'unique nourriture des végétaux & des

„ buto obnoxium vidisse vel audivisse, licet in clima-
„ te omnium frigidissimo, licet nullum vegetabile pro
„ cibo ordinario, ne quidem panem unquam adsumant..
„ . . . .
„ sanè non magis vexantur Scorbuto, quam calore so-
„ lis, dum brumale sævit frigus.
> *Linnæus Flor. Lapponica. Amst.* 1737. *tom. I, II.*

(12) On voit les peuples que la religion ou la pau-
vreté oblige à ne vivre que de végétaux en général, être
plus souvent en proie à ces Maladies, & plus dan-
gereusement que ceux qui se nourrissent de viandes
avec les végétaux : c'est sans contredit à cause de l'é-
tat de langueur où sont constamment ces peuples, chez
lesquels la nature épuisée offre des efforts, toujours
insuffisans & conséquemment infructueux pour résister
aux Maladies, & les dompter par une crise salutaire...
„ l'abstinence de la chair, loin de convenir à la na-
„ ture, ne peut que la détruire; si l'homme y étoit
„ réduit, il ne pourroit ni subsister, ni se multiplier,
&c.
> *Hist. Nat. de M. de* Buffon*, tom.* 7*, pag.* 176.

farineux fecs y fouftraire les équipages à la mer?
M. P... D... le croit très - fûrement; auffi ne
craint-il pas de renverfer l'ordre naturel de vivre avec les viandes; il nous les fupprime pour
nous attacher à la créche. Mais auparavant de
noüs y foumettre, faifons quelques réflexions
fur les farineux qu'il eftime infiniment préféra-
bles aux fucs des animaux, par l'abfence des
accidens acrimonieux qu'il n'y trouve point.

Les mélanges des farineux avec l'eau, le fu-
cre, ou le beurre, outre qu'ils repugnent naturellement à nos matelots qui ne les aiment
pas, & qu'ils deviennent faftidieux par une uniformité journaliere, n'étant point préparés par
la fermentation, qui ne voit combien ils doivent être d'une laborieufe digeftion? Ils forment une efpece de colle ou de glue, dont l'eftomac ne peut fe débarraffer qu'avec peine. Le
chile qui en réfulte eft vifqueux, lent, & porte
avec lui tous les principes de la fermentation:
il a beaucoup plus de tendance à s'aigrir que
celui qui provient des viandes, comme le difent
M. M. de Bordeu, Arbuthnot, Lorry & Rouppe. (13) Il s'aigrit, en un mot, cela eft inévi-

____

(13) ,, Panis bis coctus, hordeum, orifa, pifa at-
,, que fabe, hæc omnia contrita in farinam redacta at-
,, que madefacta, in loco quieto & calido repofita fer-
,, mentantur & acefcunt. Cocta verò, manducata cum-
,, que falivâ & aquâ commixtâ in veficam inclufa, in
,, aquam cal. 90. ac 100 grad. thermometri fahrenhei-
,, tiani immerfa, acefcebant citius. ``
ROUP. *pag.* 94. *de Morb. Navig.*

table par les difpofitions qu'on lui reconnnôit,
de même que celui des viandes acquiert l'acrimonie alkaline, par celles que leur voit M.
P... D... Ces acides ou aigres produits des mau-
vaifes digeftions ne font pas purement acides ; la
pâte farineufe, graffe, qui les comporte, eft fufceptible par les loix de la fermentation de l'a-
crimonie rance : le chile portera donc dans la
maffe des humeurs des *principes acrimonieux-
acides.*

Ces principes pofés, que va dire l'homme
aux végétaux ? ... Voilà deux fortes d'acrimonies : une *acide* dans les farineux, qu'il a eu foin
de taire pour ne pas infirmer fon projet : une
alkaline dans les viandes qu'il a faifi avec chaleur pour élever le mérite de fon régime,
fur notre nourriture naturelle déprimée......
Croit-il que l'on n'apperçoit point là fes dé-
tours ou fes erreurs ? Pour les expofer à un plus
beau jour, ouvrons le parallelle des accidens
des deux acrimonies, afin de mieux mefurer
en même-temps la différence de chacune d'elles
en particulier.

J'étendrai les effets de l'acrimonie *alkaline*,
auffi loin que M. P... D... Je les porterai même fur toutes les Maladies qu'il décrit dans
fon livre, pour le favorifer davantage : or ces
Maladies font le Scorbut, les Fievres tierce &
quarte, la Diffenterie, le Rhumatifme, les Fievres inflammatoires, la Pleuréfie, la Péripneu-

monie , le Catharre , & les Fievres putrides , malignes & peftilentielles. Voilà le dénombrement fait des accidens de l'acrimonie *alkaline* des viandes, refpectivement au traité des Maladies des gens de mer ; voyons à préfent celui des effets de l'acrimonie *acide* des farineux.

Des effets de l'acrimonie *acide*, outre l'état famélique dans lequel fe trouvent les matelots foumis au régime végétal , lors même que leur eftomac délabré ne leur permet plus· de digérer , font encore travaillés par des rapports aigres , cuifans, qui marquent la dépravation des fucs lymphatiques : les digeftifs ou ceux des premieres voies n'en font pas feulement atteints , mais encore toute la maffe lymphatique. Ces *acides* gênent la circulation de la lymphe ou la grumelent dans les couloirs : elle eft lente par conféquent dans les vaiffeaux blancs, fur-tout dans ceux qui trâment le tiffu des glandes , & celui des différens vifceres. Les glandes du méfentere , comme les plus vofines du foyer de l'acrimonie *acide*, s'en reffentiront avec plus d'intenfité ; elles s'engorgeront néceffairement & prendront plufieurs degrés d'induration. Les autres glandes en doivent-elles être exemptes ? Les principaux vifceres ne font pas même à l'abri des ravages de cette acrimonie : les Maladies du poumon, celles du foye, outre leur engorgement, leur ulcération ; les Fievres tierce & quarte ; la Fievre hectigue , les

Cours de ventre féreux , les Ecrouelles, les Catharres , les Rhumatifmes, l'Hydropifie en font les appanages... Ce ne font pas encore là tous les affauts de cette efpece de poifon actif: le ramoliffement des os , leur gonflement, la Carie & le Scorbut font les plus redoutables de ce dangereux levain... Pour mieux s'affurer de la vérité des divers accidens qui dérivent naturellement de l'acrimonie *acide*, que l'on confulte Herman Boerhâave, *de morbis fpontaneis ex acido humore....*

D'après cet expofé que penfer & conclure ? De nôtre parallele rapproché, on peut déja facilement juger que les défordres naiffans de l'acrimonie acide font *au-moins* auffi funeftes que ceux de l'acrimonie alkaline des viandes; (14) mais comme nous avons d'autres armes à op-

---

(14) Perfonne de l'art n'ignore que les Maladies chroniques ou longues , telles que font pour la plus grande partie celles qui naiffent de l'acrimonie acide, n'exigent de la part du Médecin la plus grande fagacité dans leur traitement pour obtenir une guérifon toujours difficile ; & que pour l'ordinaire cette claffe de Maladies eft l'écueil de la Médecine, & le tombeau des malades.... Les Maladies rapides ou aigues font bien différentes dans leur pronoftic plus avantageux à beaucoup d'égards : il ne faut fouvent dans la conduite du Médecin, qu'une prudente tranquillité fur les efforts de la nature, qui tend à une prompte dépuration qui doit les terminer; ce font ces maladies qui tiennent ordinairement aux effets de l'acrimonie *alkaline* : quel avantage n'ont-elles pas fur les chroniques, dans lefquelles la nature épuifée & languiffante femble anéantie & fans reffource!

poser aux vains efforts de M. P... D... nous pouvons encore lui faire grace. Il nous sera assez facile de les repousser aux retranchemens de l'invalidité, en lui présentant d'autres faits pas moins propres à le désarmer, qu'à le désabuser des avantages mal étayés de son régime non naturel. Passons donc pour sa défaite au détail des inconvéniens vicieux des végétaux & des farineux secs transportés sur mer, ils méritent toute notre attention.

Dans tel bon état que soient embarqués les denrées végétales, (comme celles de la *belle Poule*) quel mauvais retour n'en attend-t-on point sous l'espace du temps même le plus court? Les changemens désagréables qu'on ne peut éviter à la mer, & qu'éprouvent les végétaux préparés au beurre, les farineux entassés dans des soutes accessibles à l'humidité, par là susceptibles de la chaleur d'une fermentation qui les rend acres, nauséabonds & dangereux, font des effets qui s'apperçoivent bien vîte sur ces approvisionnemens. M. P... D... n'en conviendra point sans doute, car il s'explique tout différemment dans son Mémoire ; voici ce qu'il en dit à la page 10. » Les approvisionnemens en » substances farineuses ont encore sur les vian- » des salées, l'avantage de se conserver très- » long-temps à la mer sans s'altérer ».... rien n'est plus faux qu'un tel raisonnement : vous en jugerez aisément par ce qui suit.

Les changemens infalubres des végétaux &
des farineux dans les foutes, ne fe bornent pas
au premier degré d'une chaleur putréfiante qui
attaque des monceaux de graines, ils augmen-
tent avec les degrés de la fermentation qui
prend plus de violence, & qui tend à la prompte deftruction de la matiére de fon foyer... Eft-
ce dans cet état malfain d'une perverfion des
végétaux au beurre, & des farineux flétris & dé-
naturés, état qu'ils atteignent fi rapidement,
que l'auteur du Traité des Maladies des gens
de mer trouve avec une heureufe fubtilité, *l'in-
vifquant*·propre à envélopper *l'acre fronçant* des
Maladies qu'il nous expofe? N'ajoute - il pas ,
fans y fonger, ou par le plaifir d'être en contradiction avec tous les gens de l'art, à cet acre
fronçant un *acre corrofif*, que l'on apperçoit
dans les huiles rances des farineux, & plus évi-
demment encore dans le beurre, qui a fervi à
la préparation des végétaux? On fait qu'il paf-
fe en peu de jours à une détérioration perni-
cieufe, on en a des exemples affez fréquens
fur les vaiffeaux.

Mais objectera M. P... D... le bœuf & le
lard, éprouvent auffi les révolutions d'un changement qui les rend dangereux aux matelots?
On peut lui répondre avec certitude, que le
temps de ces révolutions vicieufes eft très-éloi-
gné, & que d'ailleurs la fermentation qui pourroit les gagner eft étroitement bornée, tant que

les

les viandes font couvertes d'une faumure dont les fels, en quantité fuffifante, peuvent très-bien, comme on le voit journellement, préferver pour long-temps de la pourriture, les fucs qui les tiennent en diffolution, & par conféquent en défendre les viandes elles-mêmes.

D'un autre côté on peut encore, à l'égard des falaifons, parer aux inconvéniens tributaires du laps du temps, plus aifément par certaines précautions qui regardent à la fois, & la maniere de faler les viandes, & celle de les dépofer dans des vafes convénables à leur confervation, que de pouvoir garder dans leur intégrité néceffaire, des farineux amoncélés qui, par leur dégénération, forment en peu de jours dans des foutes humides, un fumier infeÆ malgré tous les foins. (15)

D'après cela ne conviendrez-vous pas, M. que de tels préfervatifs, préfentés contre les Maladies, ne font que des fecrets du *Petit Albert*,

____

,, (15) Les végétaux fe pourriffants dans un air
,, renfermé, répandent une odeur cadavereufe, dit
,, le Doét. Pringle; & nous avons des exemples de
,, Fiévres malignes occafionnées par leur émanation.
,, *Foreftus* attribue la perte de Delft en 1757, au
,, grain moifi. Jul. Céz. *de bello civili. Lib.* 11. '' En donne auffi un exemple dans fa defcription du fiege de Marfeille '' Maffilienfes omnibus defeffi malis, rei
,, frumentariæ ad fummam inopiam adduéti, gravi etiam
,, peftilentiâ confliétati, ex conclufione & mutatione
,, viétûs, panico enim vetere atque hordeo corrupto
,, omnes alebantur. '' voyez fur le même fujet Pifon, dans fon *Traité de la Pefte.*

D

(50)

ou de l'ancien Almanach de Liege? Ce n'étoit
pas à nous, gens de mer, qu'il falloit en im-
poſer. Le Pythagore moderne, qui prétend nous
faire aller à quatre pattes, a eu grand tort de
s'imaginer de nous faire ſitôt brouter l'herbe.
Il aime ſans doute l'avoine, les chardons &
les piſſenlits ; mais parce qu'il fait de ce fou-
rage ſa nourriture favorite, devoit-il y aſſu-
jettir des hommes? Dans ſa Métempſicoſe ſe-
roient-ils à ſes yeux des animaux ruminans ?
Etrange façon de traiter l'humanité! un Médecin cité dans les ſingularités de la nature, plus
connu dit l'auteur, par ſon imagination impé-
tueuſe que par ſa bonne pratique, én écrivant
contre le célebre Linnœus, qui range dans la
même claſſe l'hipopotame, le porc & le cheval, lui dit *cheval toi-même*. Je vous avouerai,
M. qu'un tel début eſt le coup de pied d'un
animal fougueux ; mais ſi ce Médecin, *cheval
lui-même*, a oſé frapper le ſavant Linnœus du
trait d'une injuſtice auſſi brutale, quelle ruade
ne devoit-il donc pas à l'homme aux végétaux
& à tous ſes compagnons les herbivores?

Au reſte les matelots de la *belle Poule*, re-
buterent preſque dès les premiers abords ſa nourriture végétale, ou ne la prenoient au défaut
d'une autre plus agréable & plus ſaine, qu'avec
le dernier dégoût (16) accuſant à haute voix

---

(16) **M.** de Buffon dans l'Hiſtoire des Animaux
carnaſſiers, nous enſeigne que „ ce qui convient au goût

ſa mauvaiſe qualité dans les changemens déſa‑ gréables qu'ils y goûtoient. Ils avoient eu an‑ térieurement à ſon mauvais état , des raiſons auſſi ſolides pour ſe plaindre de ſon inſuffiſan‑ ce, en ſentant leur activité perdre chaque jour de ſon énergie.

Le dépériſſement a conſéquemment dû ſuc‑

,, des hommes, convient à la nature ; car continue‑t‑
,, il , l'homme ne pourroit pas ſe nourrir d'herbes ſeu‑
,, les, il périroit d'inanition , s'il ne prenoit des ali‑
,, mens plus ſubſtantiels ; n'ayant qu'un eſtomac & des
,, inteſtins étroits, il ne peut pas comme le bœuf, qui
,, a quatre eſtomacs & des boyaux très‑longs , pren‑
,, dre à la fois un grand volume de cette maigre nour‑
,, riture. Il en eſt de même des fruits & des graiues,
,, elles ne lui ſuffiroient pas pour fournir la quantité
,, de molécules organiques néceſſaires à leur nutri‑
,, tion : voyez ces pieux ſolitaires, ils ne jettent au‑
,, tour d'eux que des regards languiſſans, leur vie ſem‑
,, ble ne ſe ſoutenir que par efforts ; ils vivent moins
,, qu'ils ne périſſent chaque jour par une mort anti‑
,, cipée, & ne s'éteignent pas en finiſſaut de vivre ,
,, mais en achevant de mourir. "

Hiſt. Nat. tom. 7 pag. 174 & ſuiv.

Ainſi pour que les animaux herbivores puiſſent ſe nourrir de végétaux , croître & multiplier, il faut que la quantité qu'ils en prennent, relativement aux dimenſions de leurs parties, compenſe la qualité de la nourriture : comme les voies digeſtives différent dans beaucoup d'animaux, de celles du bœuf & d'autres ru‑ minans, M. de Buffon a prévu une objection qu'il ap‑ planit. ,, On ne manquera pas, dit‑il, de m'oppoſer que
,, lec haval n'a qu'un eſtomac, de même que l'âne, le
,, liévre , &c. qui vivent d'herbes ; mais ils ont des
,, poches dans les inteſtins d'une ſi grande capacité
,, qu'on peut les comparer à la panſe des animaux ru‑
,, minaus. "

Pag. 178 du tom. 6 de l'Hiſt. Nat.

D ij

céder au poison, les dégoûts inséparables de l'insalubrité des vivres végétaux, & l'impossibilité d'y trouver le rapport des matieres analogues & propres à les subftanter, les ont facilement réduit aux abois. Il eft aifé de comprendre qu'un déluge de maux de toute efpece, a dû être la fuite funefte de ce régime malfain. L'ouverture de ce projet ruineux eft femblable à l'ouverture indifcrette de la boite de Pandore, qui devint la fource feconde de tous les maux qui fe répandirent fur la terre : l'efpérance feule refta au fond de la boite de Pandore, comme le bas fond du régime n'a laiffé à l'équipage de la *belle Poule*, que l'efpoir de fon rétabliffement.

En attendant une plus ample information fur le danger des végétaux & des farineux fecs employés feuls & comme alimens, & comme préfervatifs du Scorbut, j'ai cru fuffifant dans cette lettre de vous expofer en peu de mots les obftacles qui ne permettent pas dorénavant d'y expofer les équipages. Un tableau fuccint des Maladies graves, qui ont différemment affailli les gens foumis à ce régime, fuffira de même pour vous apprécier les inconvéniens fâcheux qui réfultent de l'introduction d'une nourriture fi peu conforme à leur ufage & à leur économie.

La trifteffe, le prompt amaigriffement de ces malheureux qui ont débarqué comme des fquelettes ambulans, la proftration de leurs forces, le Scorbut malgré fon antidote prôné, les Fiévres lentes ou confomptives prefque générales parmi tous, les Flux de ventre féreux, la Tympanite, &c. &c. &c. Toutes ces Maladies d'inanition font les trophées mémorables que j'ai à vous offrir des fuites funeftes du régime de M. P... D... N'héfitez pas à le croire, M. je puis fur le champ vous en convaincre par deux faits obfervés... La difparition de tant de maux dans les relâches avec l'ufage des viandes nouvelles & des légumes frais, ne prouve-t-elle pas déja d'une maniere favorable la néceffité phyfique du mélange d'une quantité fuffifante de viandes avec les végétaux frais; pour conferver les matelots en fanté & rétablir leur convalefcence? Mais le retour foudain de tous ces maux paffés, à l'apprêt du maigre régime, ne démontrera-t-il pas, d'une façon auffi certaine qu'évidente, leur caufe dans le befoin indifpenfable des viandes pour nourriture, dans l'infuffifance des vivres végétaux farineux feuls, & même les dangers de leur introduction préfente & à venir?... Rien n'eft plus inconteftablement vrai; delà je conclus que fi l'habitude eft une feconde nature, il y a la plus grande impéritie de vouloir *ab abrupto* la contredire & la réformer. Je vous ai fourni, M. les moyens de reconnoître la vérité de l'axiome qui nous l'affure : en douterez-vous encore?... L'expérience y a pofé le dernier fceau.

D iij

Voilà ce que je defirois depuis long-temps vous annoncer, fur l'effai du régime végétal, propofé par M. P... D... fi de temps en temps vous avez vu mon imagination s'égayer fur fon orginal plan de carême; fi vous m'avez vu dé-crire avec force les effets funeftes qui s'enfui-vent; c'eft que ma fênfibilité ne peut voir de fang froid des hommes dépérir empoifonnés; c'eft que la juftice & la vérité exigent, de tout homme penfant, d'étouffer dans fon germe une yvraye peftilentielle qui énerve & qui confu-me fon femblable.

Si quid novifti rectius iftis,
Candidus imperti, fi non, his utere mecum.

LETTRE II.

*En forme d'examen sur la réponse de M. Poif-
sonnier Despérieres, Médecin, au Mémoire
de M. de la Coudraye, Enseigne de vaisseaux,
concernant l'essai du régime végétal, à bord
de la Frégate, la belle Poule.*

Vera redit facies, dissimulata perit.

JE vais vous rendre compte, M. du Mémoire de M. de la Coud. Officier de la marine du
Roi, sur les accidens qu'il a observés dans l'usage
de la nourriture végétale, éprouvée à bord de la
Frégate *la belle Poule*. Son Mémoire produit en
public & sans son consentement, par M. Poissonnier Desperrieres, Médecin, est très-bien
écrit : il prouve un fonds de connoissances utiles, & fait autant l'éloge du savoir de son auteur, que celui de son zele pour l'humanité.
On ne peut trop louer dans cette occasion le
sage observateur qui, en déposant des faits de
vérité, montre en même-temps des efforts aussi honnêtes que judicieux, pour sapper dans ses
racines une végétation dont il a vu croître sous
ses yeux, les fruits les plus funestes. En faveur
de cette louable vigilance, j'estime que M. de

la Coudraye méritoit avec justice pour prix de ses observations intéressantes, une reconnoissance authentique de la part de M. P.... D.... car n'étoit-ce pas lui rendre un grand service, un plus grand encore à l'humanité, que de l'avertir honnétement de ses erreurs, sans partialité & non en public, pour l'engager à se désabuser & revenir d'un écart si préjudicable à la santé des gens de mer ? *Ut relevet miseros, fatum, solitosque labores.* Mais que d'ingratitude dans le cœur de M. P... D... vous allez voir de quelle utilité peut lui avoir été la prudente leçon de M. de la Coud.

L'impétueux Médecin, Auteur du nouveau projet végétal, loin d'être sensible à la douce remontrance, de M. de la Coud. lui répond immodérément, & donne publicité à son écrit; sans respecter le motif qui anime cet Officier, il le plaisante, & veut de plus, par des nouvelles citations trompeuses & de faux raisonnemens, persuader contre l'expérience les avantages d'une nourriture extraordinaire, dont M. de la Coud. n'a vu naître que des maux dangereux; n'est-ce point là le comble de l'opiniâtreté ? Et voilà ce dont veut nous convaincre M. P.... D.... dans le parti forcé qu'il a pris de contester des faits solides & approuvés, afin de soutenir, aux dépens de tout, le crédit prématurément avancé de son invention ruineuse : *adeo sui propositi tenax.*

(57)

Le bien public permet-il de fouffrir de pareils excès ? Le fyftéme de la nature peut - il
donc s'accorder avec celui d'une imagination
échauffée ? Cela eft incompatible. Je penfe donc
qu'il eft de la derniere conféquence de tenter
à détruire des égaremens fi contraires au bien-
être de nos marins. En vain voudroit-on nous
perfuader par des raifonnemens oppofés. Les
amis de M. P... D... ceux de M***. (17) inter-
préte favorable du régime végétal , ne peuvent
être ici d'aucun poids pour contre-balancer celui d'un grand nombre de perfonnes éclairées ,
dont le jugement impartial & les connoiffan-
ces fondées fur l'expérience, doivent feuls fixer
tous les efprits fur un point effentiel qui récla-
me néceffairement la vérité. Loin de nous par
conféquent les journaux apprêtés , ces dépôts
falfidiques auffi abfurdes que le langage des
athées qui nient l'exiftence de Dieu : nous devons nous contenter de ne les regarder que
comme des fimulacres de prévention & d'ignorance.

Examinons préfentement la marche fuccef-
five de M. P... D... dans fa réponfe au Mémoire de M. de la Coud. nous y verrons fes foibles efforts pour gagner fur ceux de fon adver-
faire, infiniment fupérieurs.

Avec quelle injuftice n'y voit-on pas d'a-

---

(17) Nouveau Médecin à l'impromptu.

bord, qu'il condamne la premiere conclufion de M. de la Coud. qui dit que 125 malades & 4 ou 5 fcorbutiques, (malgré le fpécifique contre le Scorbut & autres Maladies) s'étant rencontrés à bord de la *belle Poule*, fur 245 hommes d'équipage : » donc (conclut-il avec » raifon) le régime végétal ne combat pas plus » efficacement le Scorbut que le régime ani- » mal ? »

Cette conféquence eft très-jufte : auffi vous ai-je fait connoître, M. dans ma premiere let- tre, que non-feulement la diete végétale, em- ployée pour toute nourriture, ne peut fuffire aux befoins des matelots ; (18) mais encore qu'elle ne peut s'oppofer à l'invafion du Scorbut, ni mettre en fécurité contre d'autres Maladies pas moins graves ; je vous ai même démontré qu'elle donne le Scorbut (19) par fon ufage continué,

---

» (18) L'abftinence de la chair ne peut qu'affoiblir » la nature : l'homme pour fe bien porter a befoin de » cette nourriture folide. Les animaux qui n'ont qu'un » eftomac & les inteftins courts, font forcés comme » l'homme à fe nourrir de chair. On s'affurera de » ce rapport & de cette vérité en comparant, au » moyen des defcriptions, le volume relatif du canal » inteftinal dans les animaux carnaffiers, & dans ceux » qui ne vivent que d'herbes : on trouvera toujours » que cette différence dans leur maniere de vivre dé- » pend de leur conformation. " *Hift. Nat. de M.* de BUFFON, *page* 179, 180 *du Tom.* 7.

» (19) Les pois & les fèves qui font une nourri- » ture fort ordinaire aux matelots, ne fourniffent-ils » pas beaucoup de mucilage qui, au premier coup

& qu'elle caufe indubitablement une infinité de maux périlleux, dont je vous ai fait l'énumé-ration. M. P... D... peut-il, après l'expérience, lutter avantageufement contre des vérités fi plau-fibles ?... Non... c'eft pourquoi allons plus avant pour tâcher de découvrir s'il fera plus heureux dans les reproches injuftes qu'il adreffe à M. de la Coudraye.

C'eft à tort que M. P... D... cherchant à faire brèche à l'impartialité de cet Officier, fait obferver (pour donner exclufion à la caufe des Maladies fur la *belle Poule* par le régime) » » qu'il auroit dû dire que l'équipage de cet » Frégate fut employé à l'armement de la » *Flore*, aux travaux variés du port par briga-» des & à diverfes réprifes. " L'équipage ne fouffrit donc pas, puifque les travaux n'exige-rent des matelots qu'à reprifes & que par bri-gades ; c'eft-à-dire, *ad turnum ?*

Eft-ce avec plus de raifon que M. P... D... dit que „ l'incertitude d'une déclaration de » guerre ayant fait raffembler un grand nom-

---

„ d'œil, paroîtroit très-propre à *invifquer* les humeurs
„ âcres, & à rendre au fang fa confiftence naturelle? Ce-
„ pendant l'on voit que cette efpece d'alimens, *loin de*
„ *s'oppofer au Scorbut, le favorife*, en ce que le mu-
„ cilage que les fubftances donnent, n'étant chargé
„ que d'une très-petite quantité de fel, il manque de
„ qualités néceffaires pour s'oppofer aux progrès de la
„ Maladie. "
M. P. .. D.... *Page* 133 *du Traité des Maladies des gens de Mer.*

» d'hommes, occaſionna tant de Maladies par-
» mi tous, que l'on craignit une épidémie? "...
Pour preuve du grand nombre de Maladies
dangereuſes qui ont regné, il rapporte que ſix
hommes de la *belle Poule* ſont morts dans le
long eſpece de temps qu'elle mit à completter
ſon armement. (20)

Sera-ce enfin plus à propos que M. P... D...
attribue les Maladies des gens de la *belle Poule*
pendant leur campagne, » à la ſaiſon pluvieuſe
» & très-froide qu'ils ont eſſuié dans le port?».
Voilà des cauſes très-éloignées, & d'ailleurs contradictoires à la dépoſition de perſonnes croya-
bles, qui diſent que l'équipage de la Frégate étoit
en bon état à ſa ſortie de la rade... Rien dans
cet expoſé de reproches, ne peut donc faire ſuf-
pecter la volonté de M. de la Coud. comme le
prétend M. P... D... à diſſimuler & taire des
choſes qui ne peuvent abſolument point dépo-
ſer contre cet Officier.

Je ne m'apperçois pas non plus que l'auteur
du régime ſoit à même d'être » ſurpris qu'un
» obſervateur auſſi exact que M. de la Coud.
» ait négligé de dire que la bierre, dont les
» gens de la *belle Poule* avoient fait uſage pen-
» dant leurs travaux dans le port, étoit d'une

---

(20) Les régiſtres de l'hôpital de la marine ne pa-
roiſſent pas plus chargés dans ces temps, qu'ils ne le
ſont ordinairement dans la même ſaiſon.

» mauvaife qualité ». Faut-il lui apprendre que nos matelots n'aiment pas la bierre : voilà la plus mauvaife qualité de celle qu'on leur dif-tribuoit ; d'ailleurs a-t-elle pu leur nuire ? L'a-mertume, tonique naturel que comporte cette boiffon, ne pouvoit porter préjudice à leur état, au contraire la bierre étant reconnue un préfer-vatif du Scorbut, M. P... D... eft-il donc un meilleur obfervateur en ignorant fon efficacité ?

Je ne conçois pas comment il ofe reprocher à M. de la Coud. » d'avoir paffé fous filence » que l'ofeille préparée au beurre n'a point été » embarquée en quantité fuffifante, conformé-» ment à fon *Profpectus* » tandis qu'on en a rendu prefque la moitié au retour de la cam-pagne... (21) Il ne voit pas combien fa bon-ne foi va perdre de fon mérite, en attaquant auffi injuftement celle de cet Officier.

En un mot, c'eft en vain que M. P... D... a recours au prétexte du mauvais choix des pois, des feves, &c. Pour éluder une vérité inconteftable que les farineux amoncelés dans des foutes acceffibles à l'humidité, fe gâtent très-

---

(21) Quoiqu'en effet il n'eût été embarqué d'ofeil-les que pour les malades, n'eût-il pas mieux valu confommer la quantité embarquée comme préfervatif de l'équipage pendant fon voyage de retour en Eu-rope, que de la rapporter au port, gâtée & hors d'é-tat d'être employée.

vîte... On l'a derniérement obfervé. (22) En
vain a-t-il recours à la fouftraction de l'ofeille
& à des détracteurs de nouveautés utiles, pour
dire à M. de la Coud. que » les événemens
» vicieux dans les denrées végétales, dépofent
» contre les foins avec lefquels on devoit ap-
» provifionner la *belle Poule* ». Les Maladies
nombreufes qui ont différemment regné parmi
tous les gens de cette Frégate, tant qu'ils ont
été affujettis à la mauvaife nourriture des végétaux & des farineux, prouvent inconteftablement des dangers inévitables dans l'affujettiffe-
ment à ce regime ; il doit donc être profcrit.

M. P... D... fe fentant ici dans une pofition
peu favorable, & jugeant fes armes trop foibles
pour remporter fur M. de la Coud. fe décide

---

(22) Le moyen préfenté par M. P... D... de faire
paffer au four les légumes farineux, afin de s'oppofer
à leur corruption, eft une précaution infuffifante, fi la
féchereffe n'eft abfolue dans ces approvifionnemens
par l'entiere privation de leur humidité conftitutive ;
mais dans cet état d'une ficcité propre à les conferver
qu'arrive-t-il ? On éprouve que la chaleur du four
donne à ces fubftances une difficulté étonnante pour
les cuire, tellement que l'on a vu l'ébullition conti-
nuée pendant fix heures pouvoir à peine ramollir de
ces légumes farineux, qui avoient été paffés au four...
de tous les inconvéniens liés au régime végétal, confidéré fous fes différens états, ne fembleroit-il point
qu'ils ne fe trouvent réunis en foule dans cette nourriture, d'ailleurs très-difpendieufe, que pour contredire
fon auteur fur ce qu'il en a inconfidérément annoncé de trop avantageux, & pour la fanté des marins &
pour l'économie de l'état.

à paffer fur tous ces objets, pour en venir à des
faits plus concluans ; il s'exprime ainfi. » Com-
» ment fe peut-il faire, dirons nous à M. de la
» Coud. que cette même nourriture, contre la-
» quelle vous vous élevez fi fortement, ait
» produit fur la *belle Poule* les Maladies dont
» vous avez été témoin, & que le même régi-
» me continué les ait guéries ? Nous autres Mé-
» decins nous jugeons que la caufe d'une Ma-
» ladie ne peut être combattue efficacement que
» par fes contraires, *contraria*, *contrariis*, *fa-*
» *nantur.* Vous dites, le régime végétal a pro-
» duit toutes les Maladies que j'ai obfervées par-
» mi l'équipage de la *belle Poule*, & cepen-
» dant vous convenez qu'on peut le fuivre avec
» fuccès pour les malades ? Il falloit vous dé-
» fier de deux affertions auffi contradictoires. »
Comment fe peut-il faire, répondrons nous
à M. P.. D... que vous ofiez avancer à M. de
la Coud. que les Maladies, nées du régime végétal que vous élevez fi fortement, aient été
guéries fous fes yeux à bord, par le même régime continué, tandis que l'on fait de lui &
d'autres, que les matelots, victimes de cette mauvaife façon de fe nourrir, n'ont pu fe réparer
dans les relâches, qu'en faifant trêve au régime,
& que par l'ufage des viandes fraîches, des légumes frais & du raifin qu'ils fe procuroient à
leurs dépens ?... n'eft-ce pas dans cette circonftance où nous autres marins fommes en droit.

de juger avec plus de vérité que vous, que *la* caufe des Maladies fur la *belle Poule* n'a pu être combattue efficacement que par fes contraires? *contraria, contrariis fanantur.*

Pourquoi de plus forcer le jugement de M. de la Coud. à l'avantage du régime végétal : il ne dit pas, comme le veut M. P... D... qu'on peut le fuivre avec fuccès pour les malades *à la mer*... L'abfence des végétaux frais s'y op-pofe ; mais il entend qu'on peut le fuivre avec fuccès *à terre*, dans les hôpitaux & les cafernes, où les malades font à portée d'avoir des légu-mes fans altération. L'impoffibilité pour les ma-rins d'avoir à la mer des vivres végétaux fari-neux fains, d'ailleurs leur longue habitude à la viande, les exercices & les veilles fouvent la-borieufes qui les ont épuifés, demandent une nourriture plus reftaurante & plus conforme à leur maniere d'être & d'agir... Ah! que M. P... D... a bien faifi le moment de dire à M. de la Coud. » Il falloit vous défier de deux » affertions auffi contradictoires. »

Ce n'eft donc qu'après avoir attentivement obfervé la répugnance des matelots pour le ré-gime, les inconvéniens d'une perverfion dan-gereufe dans les denrées végétales qui le com-pofent, & qu'après avoir vu, avec les yeux de la vérité, les matelots de la *belle Poule* fuc-comber aux effets infalubres de cette nourritu-re, que M. de la Coud. dit avec le foutien de

expérience

l'expérience, & doit foutenir avec raifon, qu'il la regarde comme mal-faine & dangereufe.

Cependant M. P.... D.... efpérant encore pouvoir obtenir gain de caufe à la faveur d'un raifonnement qu'il prête à M. de la Coud. s'explique en ces termes : » J'ai vu des individus fe nourrir, comme le prefcrit M. P.... D.... & la moitié eft devenue malade ; donc leur maniere de fe nourrir en eft la caufe. ... cela eft vrai « M. de la Coudraye dira : on a
» obfervé fouvent que parmi des équipages
» auffi nombreux que celui de la *belle Poule*,
» nourris avec des falaifons, & qui ont fait
» des campagnes longues & difficiles, il y a
» eu fix fois moins de malades que dans cette
» Frégate.... cela eft encore vrai ; « donc on
» ne peut s'empêcher de conclure que la feule
» différence des alimens en a mis dans le nom-
» bre des malades ; c'eft par de tels argumens,
» (continue M. P... D...) que M. de la Coud.
» croit combattre l'efficacité du régime végétal;
» mais il eft malheureux pour lui qu'on puif-
» fe les rétorquer au très-grand défavantage de
» la caufe qu'il foutient. «

Effayons fi M. P... D... pourra rétorquer ces argumens au très-grand avantage du régime. La caufe qu'il défend, en objectant contre fa façon de penfer & de dire, que l'on voit rarement, même dans les campagnes longues, que parmi les équipages nourris de falaifons, la moitié des individus ait été malade ou ait péri, fans que d'autres caufes maladives graves que les viandes falées en aient donné l'occafion ; mais que l'on a vu, dans la campagne la plus douce, les traverfées courtes, & dans le voyage le plus agréable quant au beau-temps que la *belle Poule* a eu pour fa miffion, les mate-lots dans peu confidérablement maigrir, fe plaindre & perdre entiérement leurs forces ; qu'on les a vu effuyer un grand nombre de Maladies, dont les relâches fréquentes ont, par une autre façon de vivre plus naturelle, détourné les progrès ; en un mot, qu'on a vu ces Maladies fufceptibles par continuation de leur caufe, d'une intenfité mortelle, revenir après les relâches & forcer de reconnoître leur fource inépuifable dans la diete végétale... Sur des fondemens auffi folides M. de la Coud. a-t-il pu balancer à conclure que la feule diffé-rence des alimens en a mis dans le nombre des malades ?..... Donc terminerons-nous avec lui, le régime végétal eft mal-fain & perni-cieux.

Plufieurs raifonnemens folides viennent étayer plus fûrement la conclufion de M. de la Coud. car outre les raifons tirées du pouvoir de l'ha-bitude qu'il faut refpecter, & celles qui fe pré-fentent naturellement dans la confidération des travaux durs, auxquels font fujets les matelots, les préceptes de l'Hygiéne nous enfeignent encore que les farinacées, nommément les pois, les feves & les lentilles péfent beaucoup fur l'eftomac, qu'elles font venteufes, vifqueufes & qu'elles caufent des obftructions, &c. (23) Enfin les gens de mer n'aimant pas cette efpece d'aliment, autre confidération refpectable, qui ne prononcera contre le régime végétal ?...

Avec tant de dépofitions à fon défavantage vouloir encore le défendre obftinément, comme M. P... D... contre les faits de l'expérience qui le terraffent, n'eft-ce pas s'attirer tous les reproches publics ?

---

(23) Je ne parle point ici d'autres Maladies que peut produire l'emploi journalier des fubftances farineufes, quoique dans une état fain : elles font en grand nombre, nous l'avons déja dit. Celles qui proviennent de l'altération de ces denrées doivent être comptées pour les plus dangereufes. Si l'on voit l'humidité caufer un poifon violent dans le feigle qu'on nomme *ergotté*, quelles raifons avons-nous de ne point craindre des autres farineux un changement auffi meurtrier par fuite de leur fermentation dans des foutes qui ne peuvent être exemptes de l'accès de l'humidité étrangere, abftraction faite de celle qui eft immédiate ou naturelle à ces approvifionnemens... M. P... D... verra fans doute que nous nous écartons ici dans notre fentiment fur la caufe de l'*ergot* par l'humidité, de celui de M. Tillet, Directeur de la Monnoie à Troye, qui attribue le poifon dans le feigle à la préfence de quelques infectes particuliers ; mais nous nous fommes rapprochés des Mémoires de Mrs. Vetillart & du Verger, Agriculteurs de la ville du Mans, & de M. Quefnay ; Traité de la Gangréne. . . . .
Au refte en déférant au jugement de M. Tillet, il n'exclue pas la caufe d'un grand nombre de Maladies qui doivent réfulter de l'emploi des farineux que la chaleur & l'humidité ont corrompu.

Après ce long débat, dans lequel il eſt aiſé de voir la défaite de l'auteur du régime végétal, malgré le grand courage qu'il montre à deſſein de prévaloir ſon efficacité, il fait encore ſentir la néceſſité d'une comparaiſon où » il » faudroit (ce ſont ſes paroles) que deux équi- » pages également frais & nombreux, mon- » tant des vaiſſeaux de même grandeur, deſ- » tinés, l'un à vivre des ſalaiſons, l'autre du » régime, euſſent voyagé enſemble le même eſ- » pace de temps, & euſſent été expoſés aux mê- » mes fatigues & aux mêmes intempéries de l'air, » pour l'adopter ou le proſcrire ſuivant le nombre » & la gravité des Maladies....« Cette comparai- ſon néceſſaire, eh bien ? il la trouve poſitivement & à propos ſur les gens de la *belle Poule* ; » ne » nous préſente-t-elle pas, (dit **M P... D...**) » le moyen de faire ce parallelle ſur deux eſ- » peces d'individus, dont 25 perſonnes faiſant » bonne chere, ſont nourris de la cuiſine du » Capitaine, ſans partager ni les travaux, ni » les intempéries de l'air, & 220 matelots qui » ſuivent le régime ; » en faiſant très-mauvaiſe chere & ſupportant tous les travaux & les in- tempéries de l'air... Trouve-t-on dans ce paral- lelle mal fait, l'état de la comparaiſon propoſée dont l'auteur fait plus haut ſentir la néceſ- ſité.

Au reſte je vous demande, M. ſi les conſé- quences de cette comparaiſon que **M. P... D...**

faisit avec tant de justesse, relativement aux individus, les uns travaillant, exposés aux intempéries de l'air; les autres à couvert, dans l'i-
naction & l'abondance, peuvent lui être favo-
rables ?... Pour le seconder, faisons-lui grace
de son inattention, & accordons-lui le nombre
des 25 personnes bien nourries de la cuisine
du Capitaine; dont il dit que 20 ont été malades, quoique des informations particulieres
ne nous permettent point d'accepter ici, ni le
nombre des malades, ni la gravité des Maladies de quelques-uns d'eux... Quand on a plus
que raison, on peut faire des sacrifices : cependant malgré cette générosité, il est dommage
que M. P... D... n'en puisse tirer un produit
favorable à sa cause.

Il ne faut pas être de l'art, pour se persuader
aisément que des personnes oisives & livrées à
la bonne chere, dont elles mésusent à leur préjudice, doivent, en ne se donnant point de
mouvemens, payer le tribut de leur oisiveté
& de leur gourmandise par ces Maladies de plé-
nitude qui ne demandent souvent que la diete
& les évacuations. En considérant les accidens
dans un autre point de vue plus sérieux, si nous
admettons que les Maladies qui dérivent de
l'abondance abusée des viandes, dont les exercices pourroient écarter les effets maladifs, font
causées par la stase ou la corruption des sucs
alimentaires, introduite jusques dans la masse

générale des humeurs, consécutivement du défaut d'action, elles auront certainement plus
d'intensité : mais ces Maladies nous donnent-
elles lieu de condamner plutôt les substances
animales, que l'inertie de ceux qui en prodi-
guent le bon usage ? *Non crimen victus, sed abu-
sus & pigritiæ*... Ne nous arrêtons point par
conséquent à cette classe d'hommes sur lesquels
la raison a souvent moins d'empire que l'avide
possession des choses mêmes qui leur sont contraires par les abus, où une aveugle passion les
entraîne... Jettons plutôt les yeux sur des personnes éclairées & raisonnables. En effet voyons-
nous parmi les Officiers faisant à la mer conti-
nuellement usage des viandes, ces Maladies,
les gagner ? Ils savent se mettre à l'abri de beaucoup d'indispositions avec les regles de la sagesse... La raison leur prescrit la frugalité, & les
connoissances sur les moyens de conserver la
santé, leur indiquent la dissipation & les mouvemens.

Selons les principes vrais que nous venons
de poser, les Maladies ne proviennent point
essentiellement de l'usage modéré des viandes,
mais de leur abus & du défaut d'action : or les
matelots, par une position naturellement établie,
faisant beaucoup d'exercices & mangeant avec
modération de la viande, relativement à l'ancienne façon de les nourrir, ne pouvons-nous
point conclure en ces termes contre M. P... D...

donc l'auteur du régime végétal n'a point rencontré jufte, en difant dans fon Mémoire, con-
tradiétoirement au traité des Maladies des gens
de mer, que les fubftances animales falées ou
non falées leur étoient » la caufe principale du
» Scorbut & d'autres Maladies qui les affligent »
(24) donc les conféquences déduites de fon
parallele difcordant lui font défavorables... donc
enfin le régime végétal doit être décidément
profcrit d'après l'expérience, & par rapport au
nombre des malades, & par rapport à la gravité des Maladies.

Les raifonnemens phyfiologiques, tirés de
l'inhabitude à un genre de vie extraordinaire
& promptement introduit, des dégoûts qu'oc-
cafionne l'uniformité de la diete végétale ; ceux
qui fe préfentent dans la glutination ou vifcofité
oppilante qui lui eft propre, & dans les acci-

---

(24) C'eft fans doute la crainte d'une qualité muriatique dans les humeurs qui a porté M. P... D...
à profcrire les falaifons dans fon Mémoire ; mais en
prenant la précaution de bien défâler les viandes, &
d'ailleurs les matelots tranfpirant beaucoup, foit dans
les climats chauds, foit par la fuite de leurs travaux,
cet état muriatique du fang, peut-il avoir lieu avec
quelques dangers évidens, fans faire concourir principalement les intempéries de l'air froid & humide ?
M. P... D... dit dans fon Traité du Scobut ,, que l'a-
,, crimonie des humeurs qui dans le premier moment
,, femble dangereufe, eft un moyen dont la nature fe
,, fert, pour éloigner la perte de l'individu confié à
,, fes foins. "
Pag. 47 *du liv. des Malad. des gens de mer.*

dens nombreux annexés à fon ufage, donneront toute la force poffible à cette derniere conclu-fion. Par conféquent, fans infifter plus long-temps à la confolider avec l'expérience & la rai-fon, paffons à un fait rapporté qui regarde M. la Ribe, Chirurgien de la marine. Nous ver-rons combien l'homme, dont l'efprit eft préoc-cupé d'un projet qui le captive, eft fufceptible de tergiverfation dans le fentier même des événemens remarquables, qui ne lui permettent pas de s'écarter de celui de la vérité.

C'eft à un fait pareil d'un écart de la vérité, qu'en appelle cependant M. P... D... pour dé-montrer par le grand nombre des Maladies, le très-grand avantage de la diete pytagorique in-compatible avec la nature, fur le régime ani-mal néceffaire à la vigueur de l'homme & in-féparable de fon économie. (25) » Que l'on

___

,, (25) M. de Buffon a écrit que l'homme, dont
,, l'eftomac & les inteftins ne font pas d'une très-gran-
,, de capacité relativement au volume de fon corps,
,, ne pourroit pas vivre de végétaux feuls; & que les
,, exemples des nations & des ordres qui fe privent
,, de viandes, appuyés même de l'autorité de Pytago-
,, re, & recommandés par quelques Médecins trop
,, amis de la diete, font infuffifans pour convaincre
,, qu'il y eut à gagner pour la fanté des hommes, &
,, pour la multiplication du genre humain, à ne vi-
,, vre que de légumes & de pain; d'autant plus, con-
,, tinue M. de Buffon, que les gens de la campagne,
,, que le luxe des villes, & la fomptuofité de nos ta-
,, bles réduifent à cette façon de vivre, languiffent &
,, dépériffent plutôt que les autres hommes, auxquels
,, l'inaction & les excès font également inconnus. ''
Hift. Nat. pag. 128 *Tom.* 6.

» confulte (dit-il) le Journal de M. la Ribe,
,, Chirurgien-Major de la Frégate le *Roffignol*,
,, partie à-peu-près pour l'Amérique en Sep-
» tembre 1770, & de retour en France en Juil-
» let 1771 ; l'on verra qu'il a regné des Ma-
» ladies plus nombreufes & plus graves que
» celles dont a été attaqué l'équipage de la
» *belle Poule* ; l'on verra que pendant dix mois
» qu'a duré la campagne, on a perdu un nom-
» bre affez confidérable de matelots. »

M. la Ribe, Chirurgien-Major du *Roffignol*,
eft forti de la rade de Breft le 9 Avril 1770,
(le temps étoit froid & pluvieux ; les gens de
la Frégate n'ont pu être à l'abri des effets dangereux d'un paffage brufque du froid au chaud.)
Et il n'y eft rentré que le 2 Août 1771. Cet
efpace de temps donne feize mois de campagne
à l'ufage du régime animal. On voit déja dans
ce *récit* de compte, l'infidélité de celui de l'auteur, qui ne fixe la durée du voyage qu'à dix
mois ; mais voit-on moins l'injuftice du parallele qu'il établit entre le *Roffignol*, fatigué de 14
mois de campagne dans les Isles, & la *belle Poule* de retour en France après 5 mois dont elle
n'a féjourné que 9 jours dans les Colonies,
(au Port au Prince) pour gagner enfuite le climat tempéré des côtes d'Efpagne ? Cette Frégate eut encore l'avantage fur le *Roffignol*, quelle
partit de Breft le 4 Mai 1771, à la fortie de
l'hiver ; elle eut donc un été continu en voya-

geant vers les climats de l'Amérique... Circonftances heureufes pour les bons fuccès de la
nourriture végétale. Malgré ces prérogatives ,
le parallele donné lui feroit encore défavorable
quant à la fomme des Maladies.

M. P... D... non content du retranchement
des fix mois qu'il fait au *Roffignol*, & de l'injuftice de fa comparaifon avec la *belle Poule*,
en dreffe auffi-tôt une autre du *Roffignol* avec
la Frégate l'*Hirondelle*, pas moins inégale &
hors d'œuvre : » M. Chapolet n'annonce pas,
» dit-il , qu'il lui fut mort quelqu'un à la
» date du Port au Prince le 26 Juin , pendant
» qu'à cette époque le *Roffignol* avoit déja
» perdu beaucoup de monde. «

A la date du Port au Prince le 26 Juin , l'*Hirondelle* avoit tout au plus deux mois de féjour
dans les Colonies , tandis qu'à cette même époque le *Roffignol* y naviguoit depuis 13 mois
confécutifs , ayant éprouvé les triftes effets d'un
tremblement de terre... Peut-on marquer plus
de partialité que M. P.... D.... dans le récit
des faits auxquels il a recours pour faire lutter
avantageufement fon régime végétal contre le
nôtre ? C'eft en vain cependant qu'il veut en
établir l'efficacité par des efforts d'imagination ,
nous nous en tiendrons toujours à la jufte préférence que méritent les fubftances animales
fur cette nourriture; car que l'on confulte le
Journal de M. la Ribe ; on verra à la vérité ,

qu'il a eu des Maladies graves ; mais ces Maladies font-elles le tribut favorable à la caufe que leur donne M. P... D... dans l'ufage des viandes ? Loin d'accepter ce fait feulement comme femi-preuve de la caufe qu'il foutient, nous le confidérerions plutôt comme réfultat des fatigues de l'équipage & des excès en général, fi nous ignorions les accidens fâcheux confécutifs des tremblemens de terre ; accidens que nous avons fous les yeux dans un climat très-chaud, & dans le temps que M. la Ribe tenoit fon hôpital au Port au Prince. Le renverfement des maifons qui enféveliffent fous leurs débris un grand nombre d'hommes & d'animaux écrafés, qui fement la contagion dans l'air, les entr'ouvertures de la terre qui répandent l'infalubrité par-tout, & le croupiffement des eaux dévoyées, ne font-ils pas des anecdotes affez notables, de la caufe des Fiévres putrides & malignes, inévitables dans des occurences comme celle-là ? pourquoi donc détourner cette caufe manifcfte de Maladies graves, pour en rapporter injuftement la fource dans l'ufage des viandes ?

Faut-il donner plus de valeur à cette vérité ? Pour la rendre inconcuffible aux attaques de M. P... D... nous lui affurerons qu'une Frégate de Rochcfort, nommée l'*Ifis*, dont l'équipage fe nourriffoit de viandes à l'ordinaire, n'a rien éprouvé de cette malignité à fon

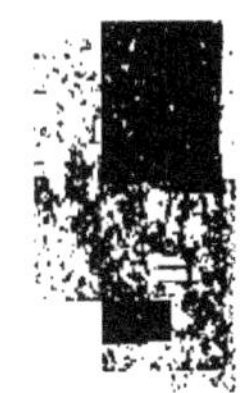

(76)

bord , en fe tenant dans la relâche hors de portée des mauvais effets des miafmes putrides... Eft-ce ici que M. P... D... a droit de dire, que c'eft par de pareils faits que l'envie devroit être terraffée ; mais de bonne foi peut-il donc y avoir de l'envie, d'après ce que l'on fait du régime, fur l'invention d'un ridicule projet ; de ne vouloir plus nourrir les hommes, qu'avec des végétaux ? *Quis rifum teneat.*

Comme je ne puis avoir de confiance fur les autres faits , qui font annoncés dans le Mémoire d'après des Journaux combinés au foutien de ce projet, je ne vous en parlerai pas. Je vous ai averti que mon deffein dans cette Lettre étoit de les laiffer *à remotis*, comme des pieces exagérées & infidelles, qui, malheureufement ne peuvent encore que trop favorifer l'erreur de ceux qui, faute d'expérience , fe laiffent aveuglément aller à des langages trompeurs.

Il m'eft également inutile après les inconvéniens fâcheux, généralement reconnus dans le régime végétal, inconvéniens qui , pour fon ufage continué dans les croifieres ou dans les voyages de longue haleine, peuvent faire manquer les expéditions les plus importantes & les mieux concertées, de vous préfenter d'autres témoignages de cette vérité, que ceux que je vous ai fournis dans mes deux Lettres ; mais nous ne pouvons nous empêcher de relever ici une ob-

jection que M. P... D... croit tomber d'elle-
même; elle concerne l'immense quantité d'o-
feille qu'il faudroit pour approvisionner les vaiffeaux , suivant l'esprit de son projet. » L'objection tombe d'elle-même, (dit-il) lorsque
» l'on fait que les feules bordures du jardin
» botanique ont fourni plus de trois mille li-
» vres d'ofeille confites en moins d'un mois. »
'Quelle erreur, pour ne rien dire de plus!...
M. P...' D... n'auroit-il point dû penser que le
lourd fardeau de trois mille livres d'ofeille qu'il
dit avoir été fournies en moins d'un mois, par
les feules bordures du jardin botanique, *dans
lesquelles il n'y a point d'ofeille* , est l'objection la plus forte contre laquelle ses forces heur-
teroient long-temps, & inutilement fans pouvoir même l'ébranler.

Tirons le rideau sur un projet végétal auffi
ingrat que malfaifant, & afin de perfuader M.
P... D... de l'infuffifance de fa nourriture propofée pour les gens de mer, & des dangers in-
féparablement liés à fon ufage, finiffons par l'engager à en faire une épreuve impartiale fur lui-
même. Rien n'eft plus propre à frapper & détruire les derniers renforts de l'incrédulité,
que l'expérience ; M. P... D... étant d'ailleurs
l'apôtre zélé du régime , doit-il craindre d'en
être le glorieux martyr ? Cependant comme je
doute qu'il veuille encore fi - tôt s'y réfoudre,
je vais terminer cette Lettre par un avis impor-

tant que je lui dois. L'auteur n'eſt pas tout-à-fait indocile ; c'eſt pourquoi je penſe volontiers qu'on pourra le ramener inſenſiblement à la raiſon : car les changemens déja remarquables dans ſon régime, que l'on apperçoit par l'augmentation des viandes, (graces à l'avis ſalutaire de M. de la Coudraye,) nous donnent lieu de croire qu'en faiſant à la ſuite un juſte aſſortiment des viandes avec les légumes conſervés par le ſel ou dans le vinaigre, il nous tiendra compte de lui avoir conſeillé : *interutrumque tene in medio tutiſſimus ibis*. (25)

---

(25) On lit dans le Docteur Pringlé „ que les végétaux ſeuls ne fourniſſent qu'une nourriture foible & malſaine ; " il donne pour exemple les habitans des pays pauvres qui n'uſent que des farineux & ne mangent point de viandes : „ ils ne ſe portent pas „ bien, dit cet auteur, & vivent beaucoup moins de „ temps que ceux qui ſe nourriſſent d'un mêlange de „ ſubſtances animales avec les végétales : " c'eſt ſans contredit à la faveur d'un alliage auſſi ſalutaire que le nommé Jean Cauſeur, Boucher de profeſſion à St. Mathieu, Village ſur les bords de la mer en Baſſe-Brétagne, a pu atteindre le grand âge de 130 années, dont il jouit encore actuellement, en dépit du régime végétal.

F I N.

www.ingramcontent.com/pod-product-compliance
Ingram Content Group UK Ltd.
Pitfield, Milton Keynes, MK11 3LW, UK
UKHW031826170726
13836UKWH00004B/1515